U0239117

爱心似海

学识如山

祝贺齐鲁医院青岛院区新著出版

张莲

辛丑初冬

内科系统疑难罕见病案例精粹

山东大学齐鲁医院(青岛)
青岛市疑难罕见病诊治中心   编

山东大学出版社
SHANDONG UNIVERSITY PRESS
·济南·

图书在版编目(CIP)数据

内科系统疑难罕见病案例精粹/山东大学齐鲁医院
(青岛),青岛市疑难罕见病诊治中心编. —济南:山
东大学出版社,2021.11
　　ISBN 978-7-5607-7185-4

　　Ⅰ.①内… Ⅱ.①山… ②青… Ⅲ.①内科—疑难病
—病案—分析 Ⅳ.①R5

中国版本图书馆 CIP 数据核字(2021)第 222132 号

策划编辑　徐　翔
责任编辑　徐　翔
封面设计　张　荔

出版发行　山东大学出版社
社　　址　山东省济南市山大南路 20 号
邮政编码　250100
发行热线　(0531)88363008
经　　销　新华书店
印　　刷　济南静雅彩印有限公司
规　　格　720 毫米×1020 毫米　1/16
　　　　　12.5 印张　230 千字
版　　次　2021 年 11 月第 1 版
印　　次　2021 年 11 月第 1 次印刷
定　　价　150 元

版权所有 侵权必究

《内科系统疑难罕见病案例精粹》
编写小组

主　审　焉传祝

主　任　何兰杰　姚桂华　赵翠萍

编　委　（按姓氏笔画排序）

马文杰	王　青	王文汇	王百惠
王妍妮	王美建	孙　媛	孙　靖
孙丽伟	孙珊珊	左秀丽	毕文华
李　召	李　冰	李　坤	李　玲
李光毅	李如源	李延青	李洪燕
李登任	刘　璐	刘宝义	刘建伟
刘金波	许红晓	阮晓云	花晓敏
陈湘云	张　岩	张　森	张　婷
张爱军	张建园	杨　帆	杨馥蔓
邹向云	郝秋发	胡　昭	赵　冰
赵媛媛	逄　菲	高延霞	高兆丽
袁成录	黄启坤	黄庆先	梁　兵
董文灏	蒲晓新	潘正论	

前言

随着生物医学科学的进步和临床诊疗技术的快速发展,现代医学的学科划分越来越细。传统的大内科在分为心血管科、消化科、呼吸科、内分泌科、肾病科、血液科、风湿科等三级学科基础上,又进一步细分为多个亚专科,如心血管科分为心脏电生理、心脏血管介入、心力衰竭、结构性心脏病等亚专科;甚至未来有进一步将内外科整合,建立以疾病为单元的分科体系,如脑血管中心、心血管中心、肝病中心、胃肠中心、癫痫中心、糖尿病中心,等等。这种划分可以通过内外科紧密结合,为患者提供药物和手术治疗的一站式服务,大大提高医疗质量和患者就医感受。但越来越细的专科划分会使专科医生的知识面越来越窄,对一些多系统受累的复杂疾病如同盲人摸象,缺乏对疾病的整体认识,容易导致误诊或漏诊。在大型的三甲医院这种情况尤为突出。如何在亚专科细化分类的基础上,加强各学科和亚专科之间的交流与沟通,成为医院提升疑难危重罕见病救治能力的重要环节。

山东大学齐鲁医院青岛院区建院伊始,就特别注重提高疑难危重罕见病的诊治水平。为此,在大内科主任何兰杰教授、副主任姚桂华教授、赵翠萍教授的组织和带领下,举行每月一次的内科系统疑难病例报告会,旨在加强各学科和亚专科医生之间的广泛交流,不断更新知识、扩展视野。截至 2021 年 6 月,已经进行了 23 次。这些病例大多临床表现复杂多样,诊断过程曲折艰辛。病例报告医生在科主任的指导下,精心准备,特别注重总结诊断过程中的教训,梳理诊断过程中的临床思维和推理,凝练出每个病例的核心问题以及这些问题背后的生化、生理和病理基础知识点,最后结合文献对这些问题进行归纳总结。正是因为前期在疑难罕见病诊治领域有了扎实的工作基础和经验积累,2021 年 6 月青岛市卫生健康委员会批复由山东大学齐鲁医院(青岛)牵头,联合青岛大学附属医院等四家医院成立青岛市疑难罕见病中心,着力提升疑难罕见病诊治能力,更好地为青岛及周边地区的百姓提供健康服务。这个中心的建设目标是:让罕见变为

前言

常见，让复杂变为简单，让疑难变为容易，让不治变为可治。

　　为了能让更多的医生从这些珍贵的疑难病例报告中受益，助力年轻医生的快速成长，医院研究决定将其编辑成册，正式出版。本书作为医院开业八周年的献礼，充分展现医院八年来在医疗技术和诊疗能力方面的快速提升。本书是内科系统全体医生集体智慧的结晶，在书稿的准备过程中，负责病例报告的各位医生认真梳理和完善各种临床资料，何兰杰、姚桂华、赵翠萍三位主任百忙中仔细审阅、校对，充分体现了齐鲁医院严谨求精的文化传承。在此，我谨代表医院对他们的辛勤付出表示衷心的感谢！

　　疾病诊断的精准分层是动态的，随着各种诊疗技术的发展和不断更新的研究成果的出现，我们对疾病的认识将不断深入。读者对本书中病例的诊断和分析讨论可能会有不同的见解，不妥之处，恳请提出批评指正！

2021 年 7 月

内科系统疑难
罕见病案例精粹

目录

目录

案例
1

"任性"的腹痛
——反复腹痛 28 天,发作性"意识丧失"21 天的青年女性

关键词

卟啉病;低钠血症;可逆性后部脑病综合征

临床资料

患者,女性,20 岁,因"反复腹痛 28 天,发作性'意识丧失'21 天"于 2019 年 4 月 7 日入院。

患者 28 天前无明显诱因出现发热、呕吐、腹泻,伴脐周绞痛、腹胀,以"急性胃肠炎""肠梗阻"对症治疗后体温恢复正常、症状得到缓解。21 天前患者腹痛加重,并出现发作性呼之不应,每次持续十余秒至数分钟,有时伴肢体抖动,外院给予"抗病毒治疗"后腹痛症状改善。7 天前患者进油腻食物后再发腹痛,出现发作性双眼上翻、呼之不应,每次持续数秒至数分钟,每日发作 10 余次;腹痛严重时如不及时给止痛药,患者表现烦躁并出现发作性症状。1 天前外院精神专科查汉密顿抑郁量表(HAMD)示中度抑郁;汉密尔顿焦虑量表(HAMA)示明显焦虑。

既往史及个人史:半年前发现"贫血"。月经初潮年龄 15 岁,月经不规律,近 2 年有"痛经";发病当日月经来潮;末次月经日期为入院当日。患者无特殊药物等嗜好,无毒物接触史,无疫源接触史。患者母亲曾有一次可疑痫性发作,父亲及姐姐均无与患者类似表现。

入院查体:体温(T) 36.9℃,脉搏(P) 120 次/分,呼吸频率(R) 24 次/分,血压(BP) 152/100 mmHg。腹软,上腹部及左上腹压痛,肠鸣音正常。神经系统查体:神志清,精神萎靡,言语清晰,颅神经检查未见阳性体征,四肢肌力 4 级,肌张

力低,四肢腱反射(一),双侧针刺痛觉对称,共济查体欠配合,病理征阴性,脑膜刺激征未引出,高足弓。

实验室及辅助检查:血常规提示血红蛋白(Hb)72 g/L,多次监测血钠波动为117～126 mmol/L,贫血系列提示缺铁性贫血,肝肾功、血脂、血糖、凝血、甲功、风湿、传染病相关检查等均未见明显异常。妇科、右下腹超声未见明显异常。腹部平片见下腹部肠管积气伴不典型小液平面。腹盆电子计算机断层扫描(CT)平扫及腹部磁共振(MR)检查考虑左肾血管平滑肌脂肪瘤,左肾壶腹型肾盂。肾动态显像+肾小球滤过率(GFR)测定见双肾 GFR 轻度减低。全消化道造影考虑胃窦炎,胃下垂(轻度),十二指肠淤积。

入院初步诊断:①腹痛原因待查;②发作性意识障碍原因待查;③低钠血症。

分析临床症状,患者反复腹痛,相关检查并未发现器质性病变的证据,难以明确诊断。病程中有反复发作的精神症状和神经系统症状,遂进一步完善神经系统检查——腰穿、头部影像、脑电图、肌电图,结果如下:

腰穿结果:脑脊液压力正常、脑脊液常规、生化及病原学检查未见明显异常。

头部影像:颅脑 CT 平扫未见明显异常。颅脑 MR 提示脑动脉及其分支多发管腔狭窄,脑实质内多发异常信号灶,考虑可逆性后部脑病综合征(PRES)可能性大(见图1)。

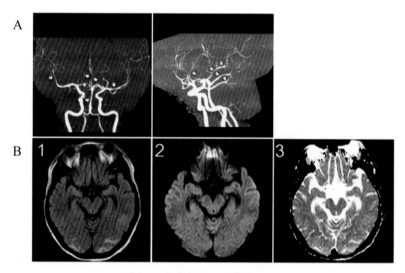

图1　患者颅脑 MR 影像

A:急性发作期颅脑 MRA 可见多发脑血管狭窄;B:急性发作期的颅脑 MR,可见双侧枕叶 FLAIR 高信号、DWI 等或略高信号及 ADC 高信号(B1 FLAIR,B2 DWI,B3 ADC)。

长时程视频脑电监测：可见弥漫性背景活动异常，低至中波幅 4～7 Hz θ 活动各区持续多量，右侧枕、后颞区波幅显著低于对侧。监测时患者出现临床发作，脑电未见癫痫样放电。提示患者的发作性症状为假性发作（癔症性发作）可能性大，但慢波背景提示弥漫性脑功能改变。

肌电图：神经传导速度检查未见明显异常。

再次结合磁共振和视频脑电图进行定位、定性分析：

- 反复腹痛——检查未发现可解释症状的器质性病变；
- 烦躁伴抑郁、焦虑、癔症性发作——精神症状可能；
- PRES＋脑电广泛背景异常——中枢神经系统受累；
- 心率增快、血压升高——自主神经系统受累；
- 低钠——一方面可能与患者进食差有关，一方面要考虑抗利尿激素分泌不当综合征可能。

患者为青年女性，急性起病，突出症状为腹痛，但反复多次检查未找到明确器质性病变，同时合并精神症状和神经系统损害。应注意是否有中毒性腹痛可能。反复询问患者均否认毒物接触史；外送重金属检测结果显示：血清及尿铝、砷、镉、汞、铊、铅均未检出或在正常范围内，无中毒性证据。根据患者年龄，以"腹痛＋精神症状＋神经系统受累"为切入点展开诊断思路，不难想到卟啉病的可能。阵发性腹部绞痛、精神症状、神经系统病变恰恰是卟啉病经典的三联征。遂行晒尿试验，给予紫外灯照射 3 小时，可见患者尿液变深（见图 2）。进一步行基因检测，在急性间歇性卟啉病相关基因 HMBS 外显子区域发现一处杂合突变：c.517C＞T/p.R173W，为已报道的致病性突变。

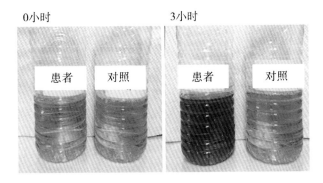

图 2　晒尿试验

问题思考

问题 1:该患者最可能的诊断是什么?

简述:患者临床表现为反复发作的腹痛,且无明显器质性病变,伴有精神症状和神经系统受累,临床高度怀疑急性间歇性卟啉病。

讨论:卟啉病(Porphyria)是一组血红素合成路径中有关酶的缺乏导致卟啉类化合物代谢紊乱而发生的先天性疾病。根据血红素的合成部位,可分为肝性和红细胞生成性;根据临床表现,可分为急性肝性卟啉病、肝性皮肤卟啉病、红细胞生成性皮肤卟啉病[1~2]。不同类型卟啉病及相关缺陷酶如表 1 所示。

表 1　不同类型卟啉病及相关缺陷酶

卟啉病类型	有缺陷的酶	遗传方式
急性肝性卟啉病		
急性间歇性卟啉病(AIP)	羟甲基胆烷合酶(HMB-synthase)	常染色体显性
ALA 脱水酶卟啉病(ADP)	5-氨基酮戊酸脱水酶(ALA-dehydratase)	常染色体隐性
遗传性粪卟啉病(HCP)	COPRO-oxidase	常染色体显性
变异性卟啉病(VP)	PROTO-oxidase	常染色体显性
肝性皮肤卟啉病		
迟发性皮肤卟啉病(PCT)	URO-decarboxylase	散发,或常显
红细胞生成性皮肤卟啉病		
先天性红细胞生成性卟啉病(CEP)	URO-synthase	常染色体隐性
红细胞生成性原卟啉病(EPP)	Ferrochelatase	常染色体隐性 *
X 连锁型原卟啉病(XLPP)	ALA-synthase 2	X 连锁

* 关于 EPP 遗传方式,目前尚有不同观点

急性肝性卟啉病中,以急性间歇性卟啉病(Acute Intermittent Porphyria,AIP)最为常见。其临床表现谱广,症状不特异,易导致临床诊断的延误或误诊。月经、妊娠、感染、应激、某些药物、热量摄入不足如禁食等可以诱发 AIP 急性发作。AIP 急性发作时典型的三联征为:腹痛,精神症状,神经系统病变[2]。其中腹痛可见于超过 90% 的患者;其他消化系统症状有恶心、呕吐、腹泻、便秘、肠梗

阻等。精神症状可以表现为失眠、焦虑、烦躁、兴奋、幻觉、谵妄等。神经系统病变如累及自主神经,可表现为心动过速、高血压、出汗、震颤等;如累及周围神经,可表现为四肢疼痛、麻木、无力等;如累及中枢神经系统,可出现抽搐、意识障碍、抗利尿激素分泌不当综合征(syndrome of inappropriate antidiuretic hormone secretion,SIADH)继发的低钠血症等[1~5]。此外 AIP 还可以有深色尿、贫血、肝功能异常等表现。

AIP 患者急性期的颅脑 MR 可以有类似可逆性后部脑病综合征(posterior reversible encephalopathy syndrome,PRES)的表现[3],对于诊断有一定提示意义。该表现可能是由于血管痉挛引起的血管源性水肿,但发病机制尚不完全清楚。该患者的 MR 具有 PRES 的表现:颅脑磁共振血管造影(MRA)提示有明显的血管狭窄(见图 1A);MR 可见 DWI 呈等或略高信号及 ADC 上高信号,提示存在血管源性水肿(见图 1B)。

该患者的主要临床表现有:反复腹痛——未发现可解释症状的器质性病变;烦躁伴抑郁、焦虑、癔症性发作——精神症状可能;PRES+脑电广泛背景异常——中枢神经系统受累;心率增快,血压升高——自主神经系统受累;低钠——SIADH 可能;据此考虑最可能的诊断:急性间歇性卟啉病。

问题 2:下一步该如何进行检查?

简述:晒尿试验,卟胆原检测,AIP 基因检测。

讨论:急性间歇性卟啉病患者尿中卟胆原(porphobilinogen,PBG)、δ-氨基酮戊酸(δ-aminolevulinic acid dehydratase,δ-ALA)和尿卟啉均可升高,以 PBG 最敏感,故可通过对 PBG 进行检测来辅助诊断[1~3]。由于国内开展该检测的机构很少,可以利用 PBG 在紫外线光照作用下能转变为发出红色荧光的尿卟啉和卟胆素,通过将尿液曝晒后观察尿色是否变深来作为简易筛查方法[3];加酸加热也可以出现尿色变深。同时需要注意的是,在 AIP 非急性发作期,相关检测可以是阴性的,所以建议在急性发作期进行检测;待检测的尿标本需避光[1~2]。

通常的晒尿试验,是将尿液标本在阳光下曝晒;这一点受天气影响较大,如遇阴雨天气则无法完成。考虑到使 PBG 变色的主要因素为紫外线,我们在实践中使用了紫光灯照射来替代阳光,同样得到了阳性结果。

AIP 诊断的金标准是基因检测[1]。目前已经报道超过 300 个与 AIP 有关的基因突变位点[3]。不过由于该病外显率低,约九成致病基因携带者可能终身不发病[4]。

该患者尿液经紫外灯照射后,和对照组相比可见尿色明显变深。进一步的基因检测,在急性间歇性卟啉病相关基因 *HMBS* 外显子区域发现一处杂合突变:c.

5

517C＞T/p.R173W,为已报道的致病性突变,证实该患者为急性间歇性卟啉病。

问题 3:该病如何治疗和管理?

简述:急性期通过高糖疗法、血红素等对因治疗以减轻发作;对症治疗改善临床症状。非急性期注意预防 AIP 的急性发作。

讨论:AIP 的治疗包括急性期的治疗和非急性期的预防发作。

急性期的治疗包括病因治疗和对症治疗。

病因治疗:①高糖疗法,可能缓解轻度发作[1~5];方式是静注葡萄糖大于300g/日,但在患者有严重低钠血症时需慎重。②应用血红素治疗,用于对高糖治疗 1~2 天后反应不佳的轻度发作,及中至重度发作,治疗越早开始效果越好[1~5];然而国内尚无法获得该药。

对症治疗(见表2):针对腹痛,可应用麻醉性镇痛药,如含阿片的复方制剂;恶心呕吐,可应用吩噻嗪类药物,如氯丙嗪;失眠不安等精神症状,推荐水合氯醛、小剂量短效苯二氮卓类药物;心动过速、高血压可应用β-受体阻滞剂;存在低钠血症时要注意液体及电解质管理;出现痫性发作时,推荐加巴喷丁、左乙拉西坦,避免使用巴比妥类、苯妥英钠、卡马西平、丙戊酸等药物;如有呼吸肌麻痹,适时机械辅助通气[1~5]。

表 2　AIP 急性发作期的对症治疗

腹痛	麻醉性镇痛药,如含阿片的复方制剂
恶心呕吐	吩噻嗪类药物,如氯丙嗪
失眠不安	水合氯醛、小剂量短效苯二氮草类药物
心动过速、高血压	β-受体阻滞剂
低钠血症	注意液体及电解质管理
痫性发作	加巴喷丁、左乙拉西坦
呼吸肌麻痹	机械通气

非急性期的预防发作需注意:规律饮食,避免节食或暴饮暴食。避免吸烟、饮酒。急性发作与月经周期关系密切者可考虑应用促性腺激素释放激素类似物(GnRH)、转换为低剂量激素避孕药,或预防性应用血红素。注意避免应用可诱发发作的药物[1~5]。

卟啉病患者的用药安全,建议关注相关药品说明书,或查询相关网络资源信息,如 American Porphyria Foundation(www.porphyriafoundation.org)及 European Porphyria Network (https://porphyria.eu/en)等[3]。

随访和转归

住院期间,该患者接受了高糖疗法;因国内无法获得血红素,根据临床经验给予输注红细胞。同时给予对症治疗:以异丙嗪等药物缓解腹痛、腹胀;以小剂量地西泮、水合氯醛缓解焦虑;以 β 受体阻滞剂(艾司洛尔、美托洛尔)治疗心动过速、高血压等。至出院时,患者腹痛缓解、发作性症状的频次减少,心率、血压可控制在正常范围内,焦虑不安症状减轻。

出院后,患者通过个人途径定期应用血红素,未再出现严重发作。

病例小结

• 不明原因的发作性腹痛,鉴别诊断要想到卟啉病,特别是对于有神经精神症状、周围/中枢神经系统病变或伴低钠血症等情况的患者。

• 晒尿试验是简便易行的筛查 AIP 的方法。对于怀疑卟啉病的患者,建议在急性发作期行晒尿实验;一次晒尿结果阴性时不要轻易放弃,多次试验。

• 临床医生需注意可诱发卟啉病的临床常用药物;怀疑卟啉病的患者需避免应用相关药物。

参考文献

[1]PUY H,GOUYA L,DEYBACH J C. Porphyrias[J]. Lancet,2010,375(9718):924-937.

[2]O'MALLEY R,RAO G,STEIN P,et al. Porphyria:often discussed but too often missed[J]. Practical Neurology,2018,18(5):352-358.

[3]李晓青,刘罡,舒慧君,等. 36 例急性间歇性卟啉病患者临床及遗传特点[J]. 协和医学杂志,2015,2:110-114.

[4]KARIM Z, LYOUMI S,NICOLAS G, et al. Porphyrias:A 2015 update[J]. Clinics & Research in Hepatology & Gastroenterology,2015,39(4):412-425.

[5]BESUR S,SCHMELTZE P,BONKOVSKY H L. Acute porphyrias[J]. Journal of Emergency Medicine,2015,49(3):305-312.

作者:孙珊珊、李玲;审核:赵翠萍;校对:李玲

腹水伴多系统损害

关键词

腹水;多系统损害;吡咯生物碱相关肝窦阻塞综合征

临床资料

患者,女性,59岁,农民,主因"腹胀2月,伴下肢水肿、麻木1周"于2018年3月12日入住我院消化内科。

患者2个月前无明显诱因出现腹胀,伴腹围逐渐增加,饮食可,无腹痛,无恶心、呕吐,无发热,大便正常,就诊于当地医院,查血常规示血小板(PLT)31×10^9/L,肝功示谷丙转氨酶(ALT)66 U/L,谷草转氨酶(AST)75 U/L、γ-谷氨酰转肽酶(γ-GT)52 U/L,肿瘤标志物示糖类抗原125(CA125)51.71 U/mL,癌胚抗原(CEA)、甲胎蛋白(AFP)、糖类抗原199(CA199)未见异常。妇科超声示左侧附件区混合性回声团,考虑畸胎瘤,盆腔积液。腹部CT平扫示右胸腔积液、少量腹水、盆腔积液、右肺下叶炎症、升结肠壁增厚、左侧附件区可疑畸胎瘤,未能明确诊断。后患者就诊于我院消化内科,建议患者住院诊治,患者要求暂缓,提议其门诊完善结肠镜检查,结肠镜术前检查血常规示血小板43×10^9/L。后患者复至当地医院查血常规示血小板47×10^9/L,并行结肠镜示升结肠息肉(0.2 cm×0.3 cm扁平息肉),胸部CT平扫示右肺中叶索条影,右侧胸腔少量积液,炎症不除外,腹水。约1个月前因咳痰、憋喘复至当地医院行胸部CT平扫,示右肺中叶纤维灶、腹水,予以抗感染、止咳、祛痰等治疗1周后好转。11天前自服中药(具体不详)治疗腹胀,效果差。1周前出现下肢水肿伴麻木感,乏力,常于进食后感上腹不适,饮食减少,偶有恶心、干呕,偶有胸闷、憋气,无胸痛及后背痛,3天前再次就诊于我院,查血常规示血小板 $87×10^9$/L,肝功示:谷丙转氨酶 46 U/L,谷草转氨酶 80 U/L,$γ$-谷氨酰转肽酶 56 U/L,碱性磷酸酶 110 U/L,白蛋白 30.1 g/L,总胆红素 45.5 $μ$mol/L,直接胆红素 32.7 $μ$mol/L。自发病以来,患者体质量增加 6 kg。

既往史:"高血压"7 年,血压最高 180/120 mmHg,服用"降压零号"治疗,血压控制基本正常;28 年前行"输卵管结扎及卵巢囊肿切除术";1 年前因"左眼白内障"行手术治疗。

入院查体:体重 72 kg,腹围 106 cm,巩膜轻度黄染,腹部膨隆,腹壁静脉显露,腹壁紧张度增加,上腹部压痛,无反跳痛,肝脾触诊不满意,移动性浊音阳性,肠鸣音正常,双下肢水肿,生理反射存在,病理征阴性。

入院初步诊断:腹水伴多系统损害待诊。

入院后完善相关辅助检验和检查。查血常规:白细胞 $2.48×10^9$/L,血小板 $60×10^9$/L。肝功:谷草转氨酶 72 U/L,白蛋白 27.9 g/L,总胆红素 37.4 $μ$mol/L,直接胆红素 26.3 $μ$mol/L,总胆汁酸 46.7 $μ$mol/L,乳酸脱氢酶 323 U/L。凝血:凝血酶原时间 17.60 s,凝血酶原标准化比率 1.68,凝血酶原时间活动度 48.00%,纤维蛋白原 1.42 g/L,凝血酶时间 17.90 s,D-二聚体(D-Di)3.88 mg/L,抗凝血酶Ⅲ活性 60.00%。肝纤维检测:透明质酸 137.09 ng/mL,层粘连蛋白 156.53 ng/mL,Ⅳ型胶原 276.20 ng/mL。肿瘤标志物:CA125 398.20 U/mL。血细胞涂片:血小板较少见。体液免疫+风湿全套:补体 C_3 0.62 g/L,免疫球蛋白 IgE 397.00 IU/mL。C 反应蛋白、血沉、甲状腺功能、降钙素原、心梗三项、B 型尿钠肽、血尿轻链、HIV 抗体、梅毒两项、肝炎全套、自身免疫性肝炎系列、抗心磷脂抗体、抗 $β_2$-糖蛋白($β_2$-GP$_1$)、大便常规+潜血、尿常规未见异常。T-SPOT 阴性。腹水检验提示漏出液,非恶性,非感染性,非乳糜性。下肢血管超声示双下肢动脉硬化并斑块形成。妇科超声:盆腔内混合回声包块,卵巢畸胎瘤?子宫多发肌瘤,盆腔大量积液。超声心动图未见明显异常。胃镜:慢性萎缩性胃炎。腹部强化 CT、下腔静脉 CT 造影检查(CTV):布加综合征(见图 1、图 2)。

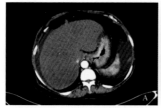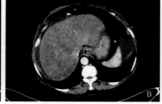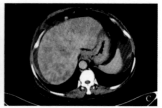

图 1　腹部强化 CT

A:动脉期;B:静脉期;C:延迟期。肝实质静脉期及延迟期地图样不均匀强化,下腔静脉肝段局限性明显狭窄,肝左、中、右静脉未见显示。

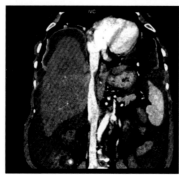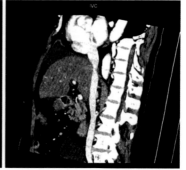

图 2　下腔静脉 CTV

注:下腔静脉肝段重度狭窄,局部管腔内见隔膜样低密度影,边缘清晰,肝左、中、右静脉未见显示。

患者腹水伴下肢水肿并麻木、肝功异常、血小板减少、凝血异常,存在多系统损害。布加综合征貌似可解释患者的临床表现,但患者无引起布加综合征的病因。临床诊断布加综合征需除外肝窦阻塞综合征(hepatic sinusoidal syndrome, HSOS),两者临床表现极其相似。国内 HSOS 多因服用含吡咯生物碱(pyrrolidine alkaloid,PA)的中草药(以土三七多见)所致,有无服用含 PA 中草药的病史是两者鉴别的关键。追问患者病史,患者规律服用三七 2 年,既往三七购自正规药店,本次发病前服用邻居种植三七,时间约 1 周。患者邻居种植三七样品中,检出千里光宁、千里光菲林、倒千里光碱三种双稠吡咯生物碱。

问题思考

问题 1:鉴别诊断考虑什么?

简述:鉴别诊断须考虑吡咯生物碱相关肝窦阻塞综合征;布加综合征;急性重型肝炎;失代偿期肝硬化。

讨论:吡咯生物碱相关肝窦阻塞综合征是吡咯生物碱导致的肝血窦、肝小静脉和小叶间静脉内皮细胞水肿、坏死、脱落进而形成微血栓,引起肝内淤血、肝损伤和门静脉高压的一种肝脏血管性疾病。临床表现为腹胀、肝区疼痛、腹水、黄疸、肝脏肿大等,易被误诊为布加综合征、急性重型肝炎、失代偿期肝硬化。患者服用含有 PA 中草药的病史为诊断的重要依据。结合患者临床资料,最可能诊断为此病。

布加综合征是指各种原因导致的肝静脉及肝后段下腔静脉阻塞而继发的一类疾病。病因多为骨髓增生性疾病、抗凝血酶缺乏症、肿瘤、感染、口服避孕药等。患者可有肝区疼痛、大量腹水、下肢水肿、肝功异常等表现,强化 CT 检查常有尾状叶增大、明显强化,形成以尾状叶为中心的扇形强化,同时常有肝静脉间交通支出现。患者缺少明确可导致布加综合征的病因,且强化 CT 表现不符合典型的布加综合征强化特点。

急性重型肝炎是指各种原因所致的肝细胞短时间内大量坏死,从而引起肝性脑病、腹水和凝血功能障碍的一种严重肝病。病因通常为肝炎病毒感染、药物诱导、代谢和免疫异常。肝脏体积多缩小。患者临床表现与之不符。

失代偿期肝硬化患者起病缓慢,病程迁延。患者多有明确的肝炎病毒感染、大量饮酒、药物性肝损害、自身免疫性肝炎等导致肝损害的病史。患者常有明显的门静脉高压表现,如食管胃底静脉曲张、脾大、腹水。患者无肝硬化病史,且临床表现与之不符。

问题 2:对该患者的最后诊断是什么?

简述:最后诊断为吡咯生物碱相关肝窦阻塞综合征(pyrrolidine alkaloid-related hepatic sinusoidal obstruction syndrome,PA-HSOS)。

讨论:HSOS 是一种少见的肝血管疾病。国外报道的病例多发生在造血干细胞移植预处理后,国内以服用含有 PA 的中草药居多,称为 PA-HSOS,其中因服用土三七所致者占 50.0%～88.6%[1]。PA-HSOS 的病理学基础是肝窦内皮细胞损伤导致肝窦阻塞、淤血,进而形成窦后性门静脉高压[2]。PA-HSOS 的临床表现包括肝区不适、肝大、黄疸、腹水、腹胀、纳差、下肢水肿、胸腔积液、肺部感染等。实验室检验主要表现为胆红素轻中度升高、D-二聚体升高、PT 及 PATT 轻度异常,漏出液性腹水,病情严重者可出现血小板减少。腹部超声可见肝大,肝实质回声增粗并不均,肝静脉管腔纤细或显示不清,腹水。腹部超声造影可见动脉期、静脉期、延迟期肝实质均呈地图样不均匀强化[3]。腹部 CT 平扫可无阳性发现,或仅表现为肝实质密度略降低。腹部强化 CT 表现为:肝大,静脉期及延迟期肝实质呈地图样不均匀强化,肝静脉管腔纤细或显示不清,下腔静脉肝内段受压变窄。PA-HSOS的诊断主要依据南京标准[1]。南京标准为有明确服用含PA植物史,且符合以下三项或通过病理确诊,同时排除其他已知病因所致肝损伤:①腹胀和(或)肝区疼痛、肝大和腹水;②血清总胆红素升高或其他肝功能异常;③典型的增强CT或MRI表现。患者有明确服用含有PA中草药的病史,且临床症状符合上述三条。所以,明确诊断为吡咯生物碱相关肝窦阻塞综合征。

问题3:对该患者的处理和治疗方案是什么?预后怎样?

简述:予以低分子肝素抗凝,辅以护肝、利尿、营养神经、改善微循环等治疗。

讨论:PA-HSOS尚无确切有效的治疗方法,目前临床上以对症支持治疗和抗凝治疗为主,若门静脉高压和大量腹水内科保守治疗难以纠正,可考虑行经颈静脉肝内门体静脉分流术或肝移植治疗。本病总体预后不良,近年来,随着抗凝治疗广泛开展,预后有改善。

随访和转归

1周后腹胀减轻,腹围减至88 cm,体重减至58 kg,饮食恢复正常,下肢水肿消退,麻木消失,好转出院。出院10天复查腹部超声示肝静脉再通。出院2个月复查超声示腹水消失。出院4个月复查腹部超声示肝损害声像图(体积略大,下界肋下缘1.5 cm,表面不光滑,回声不均),无腹水。血常规:血小板$77×10^9$/L,肝功:总胆红素28 μmol/L,间接胆红素17.2 μmol/L。出院7个月复查腹部超声示弥漫性肝实质损害(早期肝硬化),脾大(脾厚4.2 cm、长径13 cm),无腹水。患者定期门诊复查,随访中。

病例小结

• PA-HSOS是一种少见的肝血管疾病,为服用含有PA的中草药所致,以土三七为代表。该病与布加综合征临床表现极其相似。两者鉴别的关键在于患者有无服用含有PA中草药病史。

参考文献

[1]中华医学会消化病学分会肝胆疾病协作组.吡咯生物碱相关肝窦阻塞综合征诊断和治疗专家共识意见(2017年,南京)[J].中华消化杂志,2017,37(8):513-522.

[2]刘玉兰.肝窦阻塞综合征:临床诊治面临的问题与挑战[J].中华消化杂志,2015,35(2):73-76.

[3]邵玉,倪景远,孙志霞.超声造影诊断早期肝窦阻塞综合征一例[J].中华医学杂志,2018,98(31):2525-2526.

作者:刘建伟、逢菲、王青;审核:张爱军;校对:何兰杰

案例
3

不同寻常的腹泻
——老年女性伴反复腹泻

关键词

腹泻;Good's 综合征;胸腺瘤

临床资料

患者,女性,65 岁,因"腹痛伴反复腹泻 1 月余,再发 9 天"于 2017 年 6 月 22 日入住我院消化内科。

患者 1 个多月前进食黄花鱼水饺后出现腹痛,位于脐周,为阵发性绞痛,伴腹泻,为黄色稀水样便,每天 7～8 次,每次量 50～80 mL,无脓血,有"腹痛—便意—排便后腹痛缓解"规律,腹泻持续 13 天,自服"吡哌酸、黄连素",静滴"左氧氟沙星",腹泻好转,每天 1～2 次,为黄色糊状便。9 天前进食菠菜后再次出现腹泻,仍为黄色稀水样便,每天 7～8 次,总量约 1000 mL/d,伴脐周绞痛,排便后腹痛缓解,无发热,自服"蒙脱石散、益生菌、小檗碱、山莨菪碱",腹泻无好转,来我院门诊就诊,化验大便常规及潜血:潜血＋,红细胞及白细胞均阴性。血常规示白细胞 3.29×10^9/L↓,中性粒细胞比例 36.5%↓,单核细胞比例 21%↑。结肠镜:进镜至回肠末段约 5 cm,可见散在糜烂、浅溃疡改变,活检 2 块,回盲瓣唇样,回盲瓣黏膜片状充血、糜烂,活检,阑尾开口未见异常,盲肠结构正常,横结肠、乙状结肠、直肠黏膜弥漫充血改变,分别于横结肠、乙状结肠、直肠活检。诊断:回肠末段炎性改变、回盲瓣炎性改变、结肠炎性改变。病理:(回肠末段)少许黏膜慢性炎,(回盲瓣)黏膜充血、水肿伴炎性浸润,可见炎性肉芽组织,(横结肠)黏膜弥漫性炎性浸润伴活动,符合炎性肠病表现,(乙状结肠)少许黏膜慢性炎,(直肠)少许黏膜慢性炎伴活动。胃镜:慢性非萎缩性胃炎伴糜烂。患者仍有腹泻,每天 5～6 次,为黄色稀水样便,总量约 1000 mL/d,伴腹痛,无发热,无口腔溃疡,无脱发,无关节疼痛,为进一步治疗收入消化内科。自发病以来,患者饮食差,以粥类为主,睡眠差,小便量正常,大便如上,体重近 1 个月下降约 8 kg。

既往史:"高血压病"16 年;4 年前因头痛行颅脑 CT 发现左侧"脑瘤",于外院行手术治疗,病理为良性;1 年前因肌无力发现"胸腺瘤",于外院行胸腺瘤切除术,术后肌无力症状明显改善。

个人史、月经婚育史、家族史:无特殊。

入院查体:T 36.5 ℃,BP 120/90 mmHg,神志清,精神可,皮肤弹性好,眼窝无凹陷,双肺呼吸音清,未闻及干湿性啰音,心率 80 次/分,律齐,各瓣膜听诊区未闻及病理性杂音,腹平软,右下腹压痛,可疑反跳痛,肝脾肋下未触及,肝区叩痛阴性,移动性浊音阴性,肠鸣音 5 次/分。

入院初步诊断:①腹泻、腹痛原因待查:感染性肠炎? 阑尾炎? 抗生素相关性肠炎? 炎症性肠病? 淋巴瘤? 淀粉样变? ②慢性胃炎;③高血压病(2 级,中危);④脑瘤术后;⑤胸腺瘤术后。

入院后少渣饮食,给予调节肠道菌群药物、蒙脱石散、补液、维持水电解质平衡等对症支持治疗及舒普深经验性抗感染治疗,第 2 天患者出现发热,体温最高39 ℃,无畏寒、寒战,排便每天 3 次,仍为黄色稀便,每天量约 1500 mL。

入院后辅助检查:连查 3 次大便常规:红细胞、白细胞均为阴性,潜血+;大便球杆比为 4/6;血常规:白细胞 1.86×10^9/L,中性粒细胞比例 21%,中性粒细胞计数 0.39×10^9/L,血红蛋白 114 g/L。尿常规:尿蛋白±;传染病:阴性;TORCH:阴性;血甲状腺功能、肿瘤标志物、风湿系列:正常;T-SPOT:阴性;血生化:白蛋白 33.1 g/L,球蛋白 17.9 g/L(20～40 g/L),血钾 3.09 mmol/L;C-反应蛋白(CRP):73.6 mg/L,红细胞沉降率(ESR):41 mm/h,降钙素原(PCT):0.18 ng/mL。

阑尾超声:未见阑尾肿大。

腹部 CT:右下腹小肠壁增厚,提示小肠炎症(见图 1)。

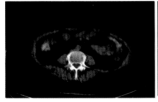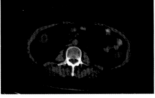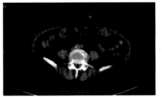

图 1　腹部 CT

肠镜：回肠末段炎性改变、回盲瓣炎性改变、结肠炎性改变（见图2）。

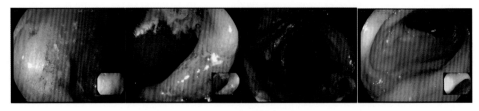

图2 肠镜

抗感染治疗效果不佳，患者仍高热，体温最高39.2 ℃，仍有腹泻，每天8次，总量约2650 mL。化验结果：大便培养阴性，难辨梭状芽孢杆菌培养阴性，EB病毒抗体均阴性，血、尿轻链正常，免疫固定电泳阴性。

病情总结：老年女性，既往高血压病、脑瘤手术史、胸腺瘤手术史，反复腹泻伴腹痛1月余，伴发热，体重下降明显，肠镜无特异性表现，化验结果提示粒细胞缺乏，常规抗感染治疗效果不佳。

问题思考

问题1：鉴别诊断考虑什么？

简述：鉴别诊断考虑腹泻、腹痛、发热原因待查：感染性肠炎？炎症性肠病？淀粉样变？粒细胞缺乏原因待查：感染？血液系统疾病？

讨论：患者表现为腹痛、腹泻、发热，肠镜可见黏膜充血糜烂，常见疾病可分为以下四类：①感染性疾病：a.细菌性：常见有沙门菌、志贺菌、结核、难辨梭状芽孢杆菌等；b.病毒性：轮状病毒、腺病毒、EB病毒、巨细胞病毒、人类免疫缺陷病毒（HIV）等；c.真菌性；d.寄生虫性；②免疫性疾病：炎症性肠病、白塞病、系统性红斑狼疮、嗜酸性粒细胞性胃肠炎等；③代谢性疾病：淀粉样变，分为原发性淀粉样变及继发性淀粉样变；④肿瘤：腺癌、淋巴瘤（B细胞淋巴瘤、T细胞淋巴瘤）。完善大便全套、大便培养、血常规、CRP、PCT、TORCH、传染病系列、血沉、T-SPOT、大便球杆比、难辨梭状芽孢杆菌检测、免疫固定电泳、血尿轻链、风湿系列等化验，均未见阳性结果。

粒细胞缺乏可见于：①粒细胞生成减少：a.电离辐射、化学毒物、细胞毒类药物；b.血液病：如再生障碍性贫血；c.肿瘤浸润骨髓组织；②成熟障碍：如骨髓增生异常综合征；③破坏或消耗过多：a.自身免疫性疾病，如Felty综合征、系统性红斑狼疮；b.脾功能亢进；④分布异常：可见于感染、脾大等。追问患者用药史：病程中服用吡哌酸、左氧氟沙星、蒙脱石散、益生菌、小檗碱、山莨菪碱，查阅药物说明书,以上药物均无引起粒细胞减少的副作用,可排除药物所致;未接触化学毒物、电离辐射;入院后完善检查,无肿瘤证据;无脱发、口腔溃疡、关节疼痛等症状,风湿系列阴性,不支持自身免疫性疾病;无脾大表现;故粒细胞缺乏原因考虑以下两点:①血液病;②肠道感染。针对血液病,请血液科会诊,行异常细胞涂片、网织红细胞、贫血系列、骨髓穿刺;针对肠道感染,完善轮状病毒抗原及腺病毒抗体、甲肝、戊肝抗体检测。嘱佩戴口罩、碳酸氢钠漱口,注意手卫生,给予瑞白升白治疗。

轮状病毒抗原及腺病毒抗体、甲肝及戊肝抗体均为阴性,网织红细胞:1.07%(参考范围:0.5%~1.5%),贫血系列:大致正常,血涂片未见异形细胞。骨髓细胞学:粒红二系可见,粒系呈反应性改变,呈成熟障碍象,巨核系少见。流式细胞学:髓系原始细胞比例不高,粒系以中幼粒细胞及之后阶段为主,未见明显分化抗原表达异常;红系、单核细胞和淋巴细胞未见明显异常。

再次梳理患者病史及辅助检查结果,终于发现了蛛丝马迹,患者球蛋白降低,为17.9 g/L(参考范围:20~40 g/L),提示是否为免疫缺陷病,立即完善体液免疫、淋巴细胞亚群,结果显示,体液免疫:免疫球蛋白G:2.29 g/L(参考范围:7.0~16.0 g/L),免疫球蛋白A:0.26 g/L(参考范围:0.7~4.0 g/L),免疫球蛋白M:<0.17 g/L(参考范围:0.4~2.3 g/L),淋巴细胞亚群结果回报:CD3＋CD4＋/CD3＋CD8＋:0.75(参考范围:1~2),CD3＋CD8＋细胞:48.06%(参考范围:15%~35%),CD19＋细胞:0.02%(参考范围:6%~18%),CD3＋细胞:85.09%(参考范围:55%~80%)。

问题 2:对该患者最可能的诊断是什么?

简述:最可能的诊断为胸腺瘤相关免疫缺陷综合征(Good's综合征)。

讨论:体液免疫可见免疫球蛋白降低,存在免疫缺陷;CD19＋细胞明显降低,提示B细胞功能缺陷,为体液免疫缺陷;CD4＋(辅助T细胞)/CD8＋(细胞毒性T细胞)比值小于1,提示T细胞功能缺陷,为细胞免疫缺陷。

原发性免疫缺陷病(common variable immunodeficiency,CVID)多于幼年发病,成年人免疫缺陷除了艾滋病外,还可见于普通变异型免疫缺陷病。普通变异型免疫缺陷病是一种以低免疫球蛋白、抗体产生缺陷、反复感染为特征的原发性免疫缺陷病,多于成人发病,欧洲一项研究报告显示,约9%的CVID患者出现胃肠道感染,常见致病菌有沙门菌、大肠杆菌、志贺菌、弯曲菌等,常见感染病毒有轮状病毒、诺如病毒等,贾第鞭毛虫也是感染常见病原体。但患者同时存在体液免疫及细胞免疫,有胸腺瘤病史,最终诊断为胸腺瘤相关免疫缺陷综合征。

Good's综合征是一种好发于成年人的罕见的原发性免疫缺陷病,于1954年由罗伯特•古德医生(Dr.Robert Good)报道了第1例胸腺瘤合并低丙种球蛋白血症,首次提出胸腺瘤和免疫缺陷病存在关系[1]。病因及发病机制均不明确,患者常在40~50岁出现感染症状,而确诊胸腺瘤伴低蛋白血症平均在62岁左右,常伴有自身免疫性疾病,如再生障碍性贫血、糖尿病、原发免疫性血小板减小症(ITP)。Good's综合征患者外周血中CD4+T细胞减少,CD4/CD8比值倒置,循环血B淋巴细胞减少甚至缺如,常伴低丙种球蛋白血症[2]。

该病表现为反复感染,最常见为肺部感染,其次为肠道感染。Good's综合征治疗手段主要为胸腺瘤切除以及免疫球蛋白替代治疗[3]。诊断标准:胸腺瘤合并包括低丙种球蛋白血症(IgG、IgA、IgM均降低)、外周血B淋巴细胞减少或缺如、CD4+T淋巴细胞减少、CD4+T/CD8+T比例倒置等在内的B、T淋巴细胞联合免疫缺陷[4]。常合并血液系统疾病,以纯红再生障碍性贫血多见,罕见合并粒细胞缺乏[5,6]。检索文献,共有报道300余例,国内共34例,其中以肺部感染为首发症状21例(61.7%),腹泻为首发症状12例(35.3%),脑炎为首发症状1例(2.9%),合并粒细胞缺乏2例(5.9%)[7~11]。

胸腺瘤是人类少见的肿瘤,在所有成人肿瘤发病率中所占比例小于1.0%,年发病率为1.3/100万人,病因学尚不明确,生物学行为复杂。胸腺瘤好发于前上纵隔,常伴有自身免疫性疾病,特别是重症肌无力,1/3~1/2的胸腺瘤患者合并重症肌无力,考虑与自身抗体产生有关。

追溯患者既往病历:胸腺瘤术后病理:(左侧上纵隔)胸腺瘤(AB型,大小7×7×5cm),部分B型区域上皮细胞丰富,生长活跃。查血常规大致正常,白细胞:7.85×10^9/L,中性粒细胞计数:5.31×10^9/L。球蛋白稍低,为19.09 g/L。当时患者无反复感染表现。

检索文献,3例免疫缺陷发生于胸腺瘤切除术后,1例发生于术后3个月,1例发生于术后3年,1例发生于术后4年。机制不明,不排除与胸腺瘤未切净或肿瘤复发有关,可行胸腺^{99m}Tc-MIBI显像进一步检查。

最终诊断:胸腺瘤相关免疫缺陷综合征(Good's综合征);感染性肠炎,病毒感染可能性大;粒细胞缺乏,感染所致可能性大。

问题3:对该患者的处理和治疗方案是什么?预后怎样?

简述:患者转至血液科进一步治疗,给予升白、免疫球蛋白、抗感染治疗,体温恢复正常,腹泻次数减为4次/天,量约300 mL。复查血常规:白细胞12.46×10^9/L,中性粒细胞计数9.94×10^9/L。

讨论:北京协和医院回顾性分析 2000 年 1 月至 2011 年 1 月收住院治疗的 10 例 Good's 综合征患者的临床资料,结果 10 例患者中男 3 例,女 7 例,发病年龄平均(49±11)岁。患者均有低免疫球蛋白血症和淋巴细胞亚群异常,影像学检查示所有患者均存在胸腺瘤。胸腺瘤切除术后无明显疗效,静脉输注丙种球蛋白(IVIG)治疗有效。8 例患者得到随访,其中 4 例死亡,肺部感染和中枢神经系统受累为主要死亡原因;4 例患者定期接受 IVIG 治疗,好转。结论:Good's 综合征好发于中老年人,临床表现缺乏特异性,胸腺瘤合并免疫缺陷为其主要特征。定期行丙种球蛋白替代治疗是目前改善患者临床症状,降低患者死亡率的最有效方法,但由于多数患者未能及时定期接受 IVIG 治疗,预后较差。

随访和转归

随访 2 年,患者间断静脉输注免疫球蛋白,未再出现发热、腹泻,体重增长约 5 kg,复查血常规、球蛋白基本正常。

2019 年 2 月患者因肺部感染入院,血常规:白细胞 $1.89×10^9$/L,中性粒细胞计数:$0.73×10^9$/L,球蛋白 16.6 g/L,经抗感染、输注免疫球蛋白、升白治疗,复查血常规正常,球蛋白 23.6 g/L。

病例小结

• 可引起肠道糜烂、溃疡的常见疾病总结为感染、免疫、代谢、肿瘤四大类疾病,免疫缺陷病为少见病,可导致多种感染,尤其是肠道感染。

• Good's 综合征又称胸腺瘤相关免疫缺陷综合征,病因及发病机制均不明确,患者常在 40~50 岁出现感染症状,细胞及体液联合免疫缺陷,表现为反复感染,最常见为肺部感染,其次为肠道感染。

• 胸腺为人体重要的免疫器官,有免疫调节作用。胸腺瘤常伴有自身免疫性疾病,也可出现免疫缺陷,临床上遇到胸腺瘤患者,需警惕是否合并自身免疫或免疫缺陷病。

参考文献

[1] KELLEHER P,MISBAH S A. What is Good's syndrome: Immunological abnormalities in patients with thymoma[J]. J Clin Pathol,2003, 56(1):12-16.

[2]王艳侠,田新平,张垣,等. Good's 综合征 10 例临床分析[J]. 中华医学

杂志,2011,91(21):1490-1492.

[3]李月敏,李杨,樊文梅,等. 胸腺瘤与自身免疫性疾病的关系[J]. 解放军医学杂志,2014,39(8):669-672.

[4]KELESIDIS T,YANG O. Good's syndrome remains a mystery after 55 years:A systematic review of the scientific evidence[J]. Clin Immunol,2010, 135(3):347-363.

[5]JOVEN M H, PALALAY M P, SONIDO C Y. Case report and literature review on Good's syndrome, a form of acquired immunodeficiency associated with thymomas[J]. Hawaii J Med Public Health,2013,72(2):56-62.

[6]KELLY A, MERLIN C, TROUILLIER S, et al. Thymoma and immunodeficiency:(18) F-FDG-PET/CT imaging of Good syndrome[J]. Hell J Nucl Med,2013,16(2):140-141.

[7]田卫伟,刘朵平,边思成,等. 真性红细胞增多症合并 Good's 综合征及粒细胞缺乏一例报告并文献复习[J].中华血液学杂志, 2016,37(6):522-524.

[8]崔晓敬,曹彬,李一鸣,等.Good's 综合征一例[J]. 中华内科杂志,2016, 55(10):800-802.

[9]HABIB A M, THORNTON H, SEWELL W A, et al. Good's syndrome:Is thymectomy the solution? Case report and literature review[J]. Asian Cardiovasc Thorac Ann,2016,24(7):712-714.

[10]陈献,尚文雯,解卫平,等. 1 例 Good's 综合征患者免疫状态研究 [J]. 国际呼吸杂志,2017,37(23):1809-1814.

[11]MAEHARA T, MORIYAMA M, KAWANO S, et al. Cytokine profiles contribute to understanding the pathogenic difference between Good syndrome and oral lichen planus[J]. Medicine,2015,94(14):1-5.

作者:王百惠、张爱军、李如源;审核:王青、张爱军;校对:何兰杰

以孤立性恶心呕吐为首发症状的视神经脊髓炎

关键词

恶心；呕吐；视神经脊髓炎

临床资料

患者，中年女性，因"顽固性恶心、呕吐和呃逆7周"自急诊收入消化内科病房。7周前患者无明显诱因出现恶心呕吐，频繁呃逆，进食差，体重下降10余千克，无腹痛、腹泻，无头晕头痛、无肢体活动障碍。于当地医院行胃镜检查、脑部及脊髓磁共振成像(MRI)均未见明显异常，诊断为功能性胃肠病，服用抗抑郁药物、促动力药物和止吐药物等治疗，效果欠佳。为进一步诊治收入院。既往体健。

体格检查：神志清，言语清晰。双肺呼吸音粗，可闻及湿啰音，无其他阳性体征。辅助检查显示白细胞计数是 $19.95 \times 10^9/L$(参考值：$4 \sim 10 \times 10^9/L$)，低钾血症(血钾为 3 mmol/L，参考值：$3.5 \sim 5.5$ mmol/L)。

患者入院后给予补钾等治疗，入院8天后出现呼吸衰竭，转科入重症监护室，给予机械通气治疗。患者逐渐出现吞咽困难，临床查体可见神志清，言语清晰，双眼活动灵活，各方向不受限，无复视，有双向凝视诱发水平眼震，右侧肢体肌力0级，左侧肢体肌力5级，右侧巴宾斯基征(Babinski征)(＋)。行腰椎穿刺显示脑脊液常规及生化未见明显异常，脑脊液中未检测到寡克隆条带，血清AQP4-IgG阴性，脑脊液AQP4-IgG阳性。复查颅脑和颈髓的MRI，T2加权、液体衰减反转恢复序列(FLAIR)加权MRI显示延髓内极后区和颈髓广泛高信号(见图1)。

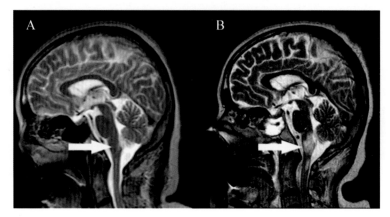

图1　患者发病初期和2个月后颅脑及颈髓磁共振图像

A:箭头示发病初期延髓部微小病变,初期未被考虑为病变;B:2月后复查磁共振 T2 相显示延髓区和第一第二颈髓节段病变。

问题思考

问题 1:鉴别诊断考虑什么?

简述:慢性恶心呕吐需要考虑胃轻瘫、不完全性肠梗阻、功能性胃肠病、胆囊炎、胰腺炎等消化系统疾病,除消化系统疾病外,一定要想到排除中枢神经系统以及内分泌系统的相关疾病[1]。

讨论:恶心呕吐可由胃肠道疾病、神经系统疾病和药物引起,其中胃肠道疾病是最常见的病因。

引起恶心呕吐的常见胃肠道疾病有胃轻瘫、功能性胃肠道疾病和胃食管反流病。胃轻瘫是一种慢性胃疾病,胃排空延迟,无机械性梗阻的迹象。症状通常包括恶心、呕吐、早饱、腹部不适和胃食管反流。胃轻瘫通常发生在糖尿病患者或胃外科患者,有些病例是特发性的。诊断时应行食管胃十二指肠镜检查,排除消化性溃疡、胃出口梗阻等其他可能的病因。胃排空的评价可通过胃排空闪烁显像、无线运动胶囊和呼吸试验闪烁显像进行[2]。伴有恶心呕吐症状的功能性胃肠病(Functional Gastrointestinal Diseases,FGIDs)主要为功能性呕吐和慢性特发性恶心。根据罗马Ⅳ标准[3],诊断应首先排除中枢神经系统疾病、代谢综合征和药物相关的恶心呕吐,症状应每周至少出现一次,至少存在 6 个月,最近 3 个月仍存在。应进行胃镜检查、腹部 CT/MRI 和血液实验室检查以排除其他器质性疾病。胃食管反流病是最常见的慢性胃肠道疾病之一,典型的胃灼热和反流症状是常见的表现,有些患者也会同时出现恶心和呕吐的症状。如果怀疑胃食管反流病,应进行食管胃十二指肠镜检查、食管测压和阻抗/pH值监测。在临床实践中,胃食管反流病的诊断通常是综合症状和相关检查,并辅以质子泵抑制剂治疗试验。

顽固性呕吐、喷射性呕吐可以是颅内高压的表现之一,中枢神经系统疾病如颅内感染、肿瘤、脑血管病等可引起颅内压升高;特殊部位如延髓、小脑病变如影响到呕吐中枢也可以引起顽固性呕吐,少数情况下可以不伴有其他神经系统症状或体征,因此中枢神经系统疾病在顽固性呕吐及呃逆的患者应予以筛查进行鉴别诊断。

内分泌和代谢原因包括尿毒症、糖尿病酮症酸中毒、甲状腺功能亢进、原发性肾上腺皮质功能减退症及与妊娠有关的疾病。尿毒症和糖尿病酮症酸中毒引起的呕吐可能与极后区的激活有关,甲状腺疾病引起的呕吐与胃肠运动功能障碍有关。另外,半数以上的孕妇有恶心和呕吐症状[4,5]。

通常引起恶心和呕吐的药物包括氨甲蝶呤(用于化疗)、左旋多巴和其他多巴胺激动剂(用于治疗帕金森病)、心血管药物如地高辛、阿司匹林和其他非甾体抗炎药,红霉素、左旋多巴、地高辛、阿司匹林和部分化疗药物可以通过激活外周传入通路引起呕吐。

问题2:对该患者最可能的诊断是什么?

简述:根据症状、体格检查、辅助检查以及病情的演变,患者考虑诊断为视神经脊髓炎谱系疾病(neuromyelitis optica Spectrum disorders,NMOSD)。

讨论:NMOSD是一种慢性复发性炎症性中枢神经系统疾病。关于NMOSD的发病率和患病率缺乏可靠的数据,根据一项基于人群的研究,高加索人的估计患病率为4.4/105(95%CI:3.1~5.7)[6]。常见的临床症状包括视神经炎和急性脊髓炎。累及极后区可出现恶心呕吐,部分患者可出现呼吸衰竭。脑部和脊髓的磁共振成像通常显示广泛的病变,病变通常跨越三个或更多的椎体节段,与症状相对应。水通道蛋白4(Aquaporin Protein 4 Polypeptide,AQP4)IgG是一种NMOSD特异性抗体,在90%以上的患者中可以检测到[7]。

2015年,国际NMOSD专家组(IPND)制定了NMOSD的诊断标准(见表1),并通过血清学检测(NMOSD伴或不伴AQP4-IgG)进一步分层[6]。对于具有AQP4-IgG的NMOSD,在排除其他替代诊断的基础上,至少可以用一个核心临床特征和AQP4-IgG(+)进行诊断。然而,对于没有AQP4-IgG或AQP4-IgG状态未知的NMOSD,临床特征方面的标准更为严格:患者必须至少呈现两个核心临床特征。其中,至少有一个必须是视神经炎、急性脊髓炎或极后区综合征和磁共振检查结果有关的症状。

高达12%的NMOSD患者表现为首发和孤立的恶心和呕吐[8],无视神经炎或急性脊髓炎。近70％的患者最初就诊于消化科,容易因为消化医师的误判而延误病情。早期诊断可以早期开始免疫调节治疗,改善预后,减少并发症。由于MRI在早期可能未显示异常,早期检测AQP4-IgG有助于早期诊断NMOSD。

表1 视神经脊髓炎诊断标准

AQP4-IgG 抗体阳性时
1.患者至少一项核心症状阳性
2.AQP4-IgG 抗体阳性
3.排除其他疾病

AQP4 抗体阴性或者未能检测到 AQP4 抗体时
1.至少两项临床核心症状,并且满足下列要求
(1)至少有一项临床核心症状是视神经炎、长节段的急性脊髓炎或者极后区综合征
(2)至少有两个核心临床特征的空间播散
(3)符合磁共振的影像学要求
2.AQP4-IgG 抗体阴性或者不可测
3.排除其他疾病

注:临床核心症状包括:①视神经炎症状;②急性脊髓炎症征;③极后区综合征;④急性脑干综合征;⑤发作性睡病或其他急性间脑的综合征,而且伴 NMOSD 典型间脑病灶;⑥大脑综合征,伴有 NMOSD 特征性大脑病变。

问题3:对该患者的治疗方案是什么?

简述:治疗方法为甲泼尼龙[500 mg～1 g/(kg・d)]静脉滴注,连续5天。免疫球蛋白或治疗性血浆置换治疗急性疾病发作,长期治疗采用硫唑嘌呤(Azathioprine,AZA)和利妥昔单抗(Rituximab,RX)[9]。

讨论:视神经脊髓炎主要的治疗目标是急性期缓解和长期维持预防复发。

对于 NMOSD 急性期,每天静脉滴注甲泼尼龙[500 mg～1 g/(kg・d)]联合质子泵抑制剂和预防血栓。治疗性血浆置换对血清阳性和血清阴性的 NMOSD 患者均有效,当甲强龙治疗无反应时,建议静脉使用免疫球蛋白。

NMOSD 多为慢性反复复发病程,确诊后应进行详尽的评估,进行长期免疫抑制治疗。硫唑嘌呤和利妥昔单抗是推荐用于维持治疗的一线药物。对于硫唑嘌呤,建议口服剂量为 2.5～3 mg/(kg・d),并监测血液学参数和肝酶[7]。因免疫抑制剂起效较慢,治疗初期与口服类固醇(泼尼松)[1 mg/(kg・d)]结合应用,硫唑嘌呤会在 3～6 个月后出现疗效。利妥昔单抗是 NMOSD 和既往免疫抑制治疗无效的患者一线治疗的另一种选择[9]。

随访和转归

经机械通气辅助呼吸、抗生素和甲泼尼龙治疗后,患者的症状得到了很好的控制。她在入院后 9 周出院,并用 AZA 3 mg/(kg·d)进行维持性随访。

病例小结

- 顽固性恶心呕吐不易诊断,可以参考图 2 所示的患者诊断及鉴别诊断流程。
- 不同科室之间的多学科会诊对于疑难患者十分重要。

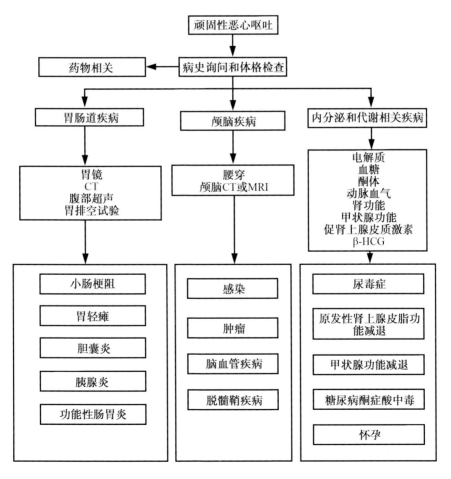

图 2　恶心呕吐的鉴别诊断流程

参考文献

[1]QUIGLEY E M,HASLER W L,PARKMAN H P. AGA technical review on nausea and vomiting[J]. Gastroenterology,2001,120(1):263-286.

[2] CAMILLERI M, PARKMAN H P, SHAFI M A, et al. Clinical guideline:Management of gastroparesis[J]. Am J Gastroenterol,2013,108(1): 18-37.

[3]MATTHEWS A,HAAS D M,O'MATHUNA D P,et al. Interventions for nausea and vomiting in early pregnancy[J]. Cochrane Database Syst Rev, 2014,3:CD007575.

[4] WINGERCHUK D M, BANWELL B, BENNETT J L, et al. International consensus diagnostic criteria for neuromyelitis optica spectrum disorders[J]. Neurology,2015,85(2):177-189.

[5]TREBST C,JARIUS S,BERTHELE A,et al. Update on the diagnosis and treatment of neuromyelitis optica:Recommendations of the Neuromyelitis Optica Study Group (NEMOS)[J]. J Neurol,2014,261(1):1-16.

[6]IORIO R, LUCCHINETTI C F, LENNON V A, et al. Intractable nausea and vomiting from autoantibodies against a brain water channel[J]. Clin Gastroenterol Hepatol,2013,11(3):240-245.

[7]PAPADOPOULOS M C,BENNETT J L,VWEKMAN A S. Treatment of neuromyelitis optica:State-of-the-art and emerging therapies[J]. Nature Rev Neurol,2014,10(9):493-506.

作者:张岩;审核:李延青、左秀丽;校对:赵翠萍

案例
5

顽固性血小板减少
——老年男性伴有腹胀、少尿和低热

关键词

血小板减少;抗磷脂抗体;灾难性抗磷脂综合征

临床资料

患者,男性,69 岁,因"畏寒 20 天,腹胀、纳差伴下肢水肿 10 天"于 2018 年 12 月 21 日入我院保健科。

患者 20 天前受凉后开始出现阵发性畏寒、寒战,伴出汗,无发热,自服感冒药(复方氨酚烷胺)1 次,并至社区医院输液 3 天(克林霉素、利巴韦林、地塞米松)后,症状有所好转。2 周前,患者开始出现反复出汗,无明显寒战,未监测体温,自行应用"绿萝花"泡茶饮 5 天左右。10 天前,患者开始出现进行性腹胀、纳差、全身乏力,伴双下肢水肿、肌肉酸痛,伴头晕、胸闷、气短,皮肤、巩膜发黄,精神萎靡,嗜睡。2 天前就诊于我院急诊科,测体温 37.5 ℃,血液化验提示:PLT 8.00×10^9/L,CRP 120.90 mg/L,D-Di 4.42 mg/L,Na 119 mmol/L,ALT 135 U/L,AST 208 U/L,γ-GT 177 U/L,白蛋白(ALB)29.5 g/L,总胆红素(TBIL)49.5 μmol/L,直接胆红素(DBIL)34.2 μmol/L,间接胆红素(IBIL)15.3 μmol/L,尿素氮(BUN)12.33 mmol/L,肌酐(Cr)145 μmol/L,胸腹部 CT 提示脾大、腹水,余未见明显异常,为求进一步诊治收入保健科住院治疗。患者自发病以来,神清,精神差,轻度嗜睡,饮食差,小便色深、浑浊,尿量偏少,大便每 2~3 天一次,干结,体重增减不详。

既往史:"糖尿病"病史 6 年,饮食控制,血糖监测良好。2 月前因"咳嗽、咳黄痰"在当地住院期间查胸部 CT 示"双肺炎症",给予"哌拉西林/他唑巴坦"治疗后好转,其间查肝肾功、血小板无明显异常。否认工业毒物、粉尘、放射性物质接触史,无疫水、疫源接触史,否认蚊虫叮咬史,无旅游史。否认中药、保健品或其他特殊药物服用史。无长期吸烟史,饮酒 50 年,饮白酒 2～3 次/周,每次 250 g,近 2 月减为 50 g/d。否认家族遗传性疾病史。

入院查体:T 36.1 ℃,P 71 次/分,R 18 次/分,BP 101/58 mmHg。神志清,精神萎靡,全身浅表淋巴结无肿大,皮肤、黏膜及巩膜黄染,口腔黏膜、结膜、双足皮肤可见散在出血点,心肺听诊无异常。腹部膨隆,腹软,右上腹轻压痛,无反跳痛,肝区叩痛,移动性浊音阳性,双下肢中度凹陷性水肿。神经系统查体:嗜睡,言语欠清,对答基本切题,双侧瞳孔等大等圆,对光反射灵敏,双侧鼻唇沟对称,伸舌居中,咽反射正常。四肢肌力、肌张力基本正常,深浅感觉及共济查体无明显异常。病理征(一),颈部无抵抗,凯尔尼格征(Kerning Sign)(一)。

入院初步诊断:①血小板减少症 原发性? 继发性? ②肝功能异常;③肾功能异常;④低钠血症;⑤腹水。

入院后暂给予经验性抗感染、小剂量激素抗炎、保肝、保肾、利尿消肿等对症支持治疗,并进一步完善相关辅助检查寻找血小板减少及低热原因,给予完善:血/尿培养、传染病系列、抗人球蛋白试验(coomb's 试验)、抗血小板抗体、特殊病原体(呼吸道病原体、TORCH、EB 病毒、巨细胞病毒、出血热抗体、新型布尼亚病毒、布氏杆菌、肥达氏及外斐氏反应等)、G/GM 试验、肿瘤指标、风湿系列、体液免疫、自免肝相关抗体、腹水检测等检查均无明显异常,骨髓穿刺提示为反应性改变。

入院治疗 4 天后,患者症状有所缓解,暂停激素使用,随后病情迅速进展,表现为腹水增多、下肢水肿加重、尿量减少、肝肾功能急剧恶化,血肌酐水平最高升至 289 μmol/L,遂转入重症监护室进一步救治,并联系各相关科室会诊。考虑患者短时间内出现腹水增多且激素治疗有效,提示存在全身免疫炎症反应及肝内/外静脉血栓可能,故于 2019 年 1 月 2 日开始继续给予静脉应用甲强龙 80 mg (1 次/天)＋人丙种球蛋白 25 g(1 次/天)治疗,患者病情出现转机,血小板及肾功能水平逐渐改善(诊治变化见图 1)。

在治疗同时,进一步完善上腹部 MRI,提示肝脾肾多发弥漫性铁质沉积(见图 2),门静脉 CTV 未见异常,后续 B 超/CT/MRI 等检查陆续发现患者合并肝内小静脉闭塞症、左肺动脉分支栓塞(见图 3)、脾梗死(见图 4)、左手指末梢动脉栓塞、下肢肌间静脉血栓等全身大小动静脉栓塞事件。再次复查抗心磷脂抗体谱:抗心磷脂抗体-IgG 4.69（0～12）GPLU/mL,抗心磷脂抗体-IgA 大于 120.00（0～12）APLU/mL,抗心磷脂抗体-IgM 19.10（0～12）MPLU/mL,综合考虑患者为灾难性抗磷脂综合征(Catastrophic Antiphospholipid Syndrome，CAPS)可能。

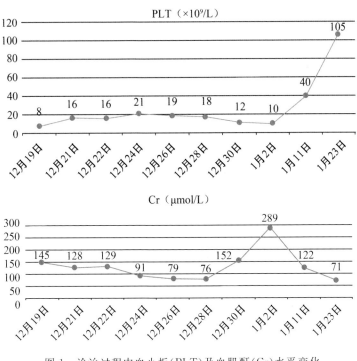

图 1　诊治过程中血小板(PLT)及血肌酐(Cr)水平变化

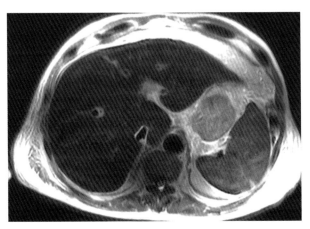

图 2　上腹部 MRI 平扫

注:图中可见弥漫性肝、脾、肾 T2 低信号,考虑铁质异常沉积。

29

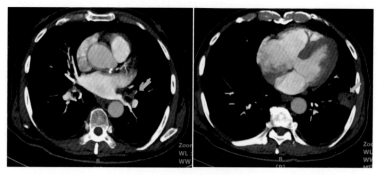

图 3　肺动脉血管 CTA

注:左肺下叶内前基底段肺动脉分支内见低密度充盈缺损,考虑栓塞。左肺下叶内前基底段楔形病变,考虑肺梗死。

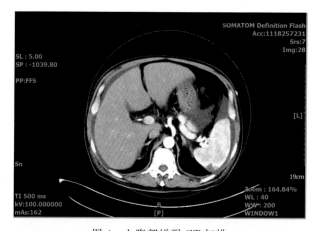

图 4　上腹部增强 CT 扫描

注:脾脏后缘见斑片状低密度,提示梗死可能。

问题思考

问题 1:CAPS 的鉴别诊断考虑什么?

简述:血栓性微血管疾病除了 CAPS,也可见于弥漫性血管内凝血(Disseminated Intravascular Coagulation, DIC)、溶血性尿毒症综合征(Hemolytic Uremic Syndrome, HUS)、血栓性血小板减少性紫癜(Thrombotic Thrombocytopenic Purpura, TTP)、HELLP 综合征(Hemolysis, Elevated Liver Enzymes, and Low Platelets Syndrome, HELLP)、抗磷脂综合征(Antiphospholipid Syndrome, APS)、巨噬细胞活化综合征等,其临床表现多相似,且感染亦可导致抗

磷脂抗体一过性、低滴度升高,故临床上鉴别诊断常常存在困难。

讨论:DIC 是一种凝血与纤溶系统广泛激活的全身性疾病,当严重感染时,血容量不足及脏器内 DIC 可引起微血栓形成及血小板减少,继而导致多器官功能不全,临床症状与 CAPS 相似,尤其当 CAPS 合并有 DIC 时,两者将难以区分。一般而言,广泛出血、血小板减少合并低纤维蛋白原血症时,常提示 DIC 而非 CAPS,该患者纤维蛋白原下降不显著且无广泛出血表现,故不符合。

HUS[1]是一类原因不明的急性血管内溶血性贫血伴肾功能衰竭的综合征,起病较急,多见于儿童,夏季多发,一般与产生志贺毒素的大肠杆菌感染有关。该综合征累及多个系统,以"微血管病性溶血、急性肾功能衰竭和血小板减少"三联征为主要特征,其特点是外周血中有较多畸形红细胞及碎片,以血乳酸脱氢酶、网织红细胞、间接胆红素等升高为主。该患者多次外周血涂片阴性及生化提示胆红素升高不明显,故依据不足。

TTP[2]是一种以微血管性溶血性贫血、血小板聚集消耗性减少及微血栓形成造成器官损害(如肾脏、中枢神经系统等)为特征的严重弥散性血栓性微血管病,起病隐匿,常见于成年人,多伴有发热和神经系统受累症状。发病机制与 ADMAT13 酶缺乏或活性减低,无法裂解 vWF,继而诱发病理性血小板聚集所致,绝大多数 TTP 患者抗磷脂抗体(aPL)滴度很低,且可见大量破碎红细胞,可与 CAPS 鉴别[3]。

HELLP 综合征[4]是妊娠高血压疾病的严重并发症,以溶血、肝酶升高和血小板减少为特点,外周血涂片可见变形红细胞,血清间接胆红素升高。其与 CAPS 存在相似的肝脏及血液系统表现,常常难以进行区分。该患者非妊娠女性,故不考虑。

其他可鉴别的疾病还有肝素诱导的血小板减少症、恶性肿瘤伴随的血栓性微血管病、巨噬细胞活化综合征等。

问题 2:最可能的诊断是什么?

简述:最可能的诊断为 APS,因其短时间内出现多脏器系统侵袭表现,最终诊断为 CAPS。

讨论:该患者以血小板低下伴反复多发大小动静脉血栓形成为特点,累及部位包括肝脏、肾脏、肺、下肢、手指等,风湿指标提示抗心磷脂抗体-IgA 及 IgM 滴度升高,临床符合 CAPS。

APS[5]是指一组实验室检测 aPL 持续阳性,以反复动静脉血栓形成、血小板减少、妊娠异常为主要临床表现的非炎症反应性自身免疫性疾病,在普通人群中患病率为(40~50)/10万,患者血清中可检出狼疮抗凝因子(LA)或抗心磷脂抗体(ACL),基本病理改变为血管内血栓形成。CAPS[6]是APS中最严重的类型,约占APS患者的1%,起病隐匿,短期内病情迅速恶化,病死率高,临床上以快速进展的多脏器血栓形成和伴随的高滴度aPL为特征,可导致灾难性的临床结局。

CAPS发病机制目前尚未明确,aPL的存在可能是第一次打击,增加患者血栓形成的风险,而炎症风暴形成第二次打击,进一步促进血栓形成。既有微血栓可以升高纤维蛋白酶激活因子抑制物,补体系统与促凝系统相互促进,最终导致血栓形成[7]。与APS的反复、单一部位、中大血管血栓形成为主要临床表现不同,CAPS更多的是微血栓形成和炎症反应导致器官功能衰竭。目前认为各种类型感染、外科手术、创伤应激、抗凝药物使用中断或不足等均可能是CAPS发生的常见诱因[8]。

CAPS的临床症状主要取决于血栓形成范围、累及程度以及受累组织过度释放炎症因子诱发的全身炎性反应综合征的轻重。临床表现以肾脏损害最常见,其他受累器官依次为肺、中枢神经系统、心肌、皮肤、肝脏、血管等,肾上腺、视网膜动静脉、骨髓、子宫/卵巢、睾丸、甲状腺等器官的受累比较罕见。

目前的诊断标准要点包括[9]:①有APS病史或存在抗磷脂抗体,如狼疮抗凝物(LA)、抗心磷脂抗体(ACA)、抗β2糖蛋白1抗体(抗β2GP1抗体)持续阳性;②各器官受累时间小于1周;③有小血栓形成的组织病理学证据;④多器官血栓和(或)微血栓形成的其他表现。

问题3:对该患者的治疗方案是什么?

简述:CAPS患者应考虑抗凝治疗与抑制炎症因子风暴的免疫治疗,抗凝基础上的多药联合是目前的主要治疗措施。

讨论:CAPS常伴有多发性小血管血栓形成以及aPL滴度的升高,因此,病理组织学检查以及可疑患者血清aPL滴度的监测对于尽早明确CAPS诊断具有必要性。但需要注意的是:①约半数CAPS患者血栓形成时可能由于aPL的消耗,而缺少aPL阳性证据;②HUS、TTP、HELLP综合征、CAPS等都会存在微血管血栓,导致高凝状态,它们可能重叠存在,需要注意鉴别;③当血小板低下或凝血障碍,存在活检禁忌时,"排他型"诊断可作为潜在替代病理学证据的关键[10]。

由于缺乏前瞻性的临床试验,现有治疗手段都是经验性且无统一标准,目前认为"抗凝+激素+血浆置换和(或)静注丙种球蛋白"的三联疗法为治疗CAPS的重要手段,可获得最高的生存率,并发系统性红斑狼疮或其他自身免疫性疾病时可考虑联合环磷酰胺的四联疗法,难治性 CAPS 患者可考虑使用利妥昔单抗或依库珠单抗[11,12]。后续仍需进一步的机制研究及临床队列研究来探索最佳治疗方案。

随访和转归

该患者住院期间除常规抗感染治疗外,还接受了高剂量静脉注射免疫球蛋白、低分子肝素以及后续大剂量甲泼尼龙冲击治疗,出院时患者血小板、肝肾功能均已恢复正常,出院后继续给予泼尼松口服以及利伐沙班抗凝治疗共 3 个月。停药后半年及 1 年随访复查血常规、凝血系列、肝肾功能等指标均正常,超声检查未再有新发血栓形成。

病例小结

• CAPS 发病率低,但起病隐匿,常在发病早期无法及时识别,而导致病情迅速恶化、致死率高,早期发现并控制病情有助于及时阻止病情恶化而提高远期预后。

• 重视患者的主诉、异常指标,当治疗效果不理想时,需重新审视当前的诊断,若该患者当时未能再次复查抗心磷脂相关抗体,则可能因诊断不明、错过治疗时间窗而导致不可预估的后果。

• 对于复杂、合并多系统疾病患者应该启动多学科会诊(Multi-disciplinary Ereatment,MDT)机制,全面考虑病情,不要受惯性思维的局限。

参考文献

[1]KATO H,NANGAKU M,HATAYA H,SAWAI T,et al. Clinical guides for a typical hemolytic uremic syndrome in Japan[J]. Pediatr Int,2016, 58(7):549-555.

[2]GEORGE J N,NESTER C M. Syndromes of thrombotic microangiopathy [J]. N Engl J Med,2014,371(7):654-666.

[3]MOAKE J L. Thrombotic thrombocytopenic purpura:The systemic clumping 'plague'[J]. Annu Rev Med,2002,53:75-88.

[4]HANOUNA G,MOREL N,LE THI HUONG D,et al. Catastrophic antiphospholipid syndrome and pregnancy:An experience of 13 cases [J]. Rheumatology(Oxford),2013,52(9):1635-1641.

［5］MIYAKIS S，LOCKSHIN M D，ATSUMI T，et al. International consensus statement on an update of the classification criteria for definite antiphospholipid syndrome（APS）［J］. J Thromb Haemost,2006,4(2):295-306.

［6］RODRÍGUEZ-INTÓ I，MOITINHO M，SANTACREU I，et al. Catastrophic antiphospholipid syndrome（CAPS）:Descriptive analysis of 500 patients from the International CAPS Registry［J］. Autoimmun Rev,2016,15 (12):1120-1124.

［7］GO E J L,O'NEIL K M. The catastrophic antiphospholipid syndrome in children［J］. Curr Opin Rheumatol,2017,29(5):516-522.

［8］李慧,陈兴国,蒋真. 抗磷脂抗体综合征的临床表现及抗体研究进展［J］. 医学综述,2015,21(23):4325-4328.

［9］CERVERA R，ESPINOSA G. Update on the catastrophic antiphospholipid syndrome and the 'CAPS Registry'［J］. Semin Thromb Hemost,2012,38(4):333-338.

［10］CERVERA R,RODRÍGUEZ-INTÓ I,ESPINOSA G. The diagnosis and clinical management of the catastrophic antiphospholipid syndrome: A comprehensive review［J］. J Autoimmun,2018,92:1-11.

［11］CERVERA R,RODRÍGUEZ-INTÓ I,COLAFRANCESO S,et al. 14th international congress on antiphospholipid antibodies task force report on catastrophic antiphospholipid syndrome［J］. Autoimmun Rev,2014,13(7): 699-707.

［12］RODRÍGUEZ-INTÓ I,ESPINOSA G,ERKAN D,et al. The effect of triple therapy on the mortality of catastrophic anti-phospholipid syndrome patients［J］. Rheumatology（Oxford）,2018,57(7):1264-1270.

作者:花晓敏;审阅:王文汇;校对:姚桂华

顽固性发热伴肿瘤
——中年女性伴有间断发热、头痛及便血

关键词

系统性血管炎;脑膜炎;隐球菌荚膜多糖;胃肠道肿瘤

临床资料

患者,女性,57岁。因"反复血尿伴肌酐升高5月,乏力、纳差2周"于2018年10月17日入院。

患者5个月前无明显诱因出现肉眼血尿,伴双下肢及颜面部浮肿,遂就诊于外院,查血肌酐618 μmol/L,血红蛋白80 g/L,抗中性粒细胞胞浆抗体(ANCA)测定:核周型ANCA阳性,髓过氧化物酶型ANCA阳性,心脏彩超提示:缩窄性心包炎。当时考虑ANCA相关性血管炎、急性肾损伤,给予甲强龙(500 mg×3天)2轮冲击治疗、环磷酰胺(共1.4 g)抑制免疫反应,并给予血液透析治疗。患者病情好转后出院,院外口服泼尼松60 mg,并给予保护胃黏膜、补钙、促红细胞生成素及铁剂、叶酸纠正贫血等治疗。2个月前患者因间断发热、咳嗽、咳白痰再次就诊于外院,完善检查提示:双肺炎症,肌酐降至233 μmol/L,粒细胞缺乏,考虑"重症肺炎",给予复方新诺明、亚胺培南、奥司他韦控制感染,患者胸闷、憋气症状逐渐改善后出院。院外激素逐渐减量至30 mg,口服复方新诺明治疗。2周前患者感乏力加重,伴纳差,偶有咳嗽、咳痰,便秘,无腹痛、黑便,无皮疹,无咯血。为求进一步诊疗,收入我院。

既往史:贫血20余年。类风湿性关节炎10年,曾服用"泼尼松、艾得辛"治疗。血压、血糖升高3月。余无特殊。否认家族性遗传病史。

查体：T 36.2 ℃；P 86 次/分；R 21 次/分；BP 137/82 mmHg；神志清，精神一般；球结膜轻度水肿；心、肺、腹部未见明显异常。右前臂内瘘处可闻及响亮杂音，可触及震颤。双下肢轻度水肿。病理征未引出，脑膜刺激征阴性。

入院初步诊断：①慢性肾脏病 5 期，肾性贫血；②ANCA 相关性血管炎；③高血压病（3 级，很高危）；④类固醇性糖尿病；⑤类风湿性关节炎。

入院后辅助检查：血液检查：白细胞 $6.76 \times 10^9/L$，淋巴细胞 $1.07 \times 10^9/L$↓，血红蛋白 96 g/L↓；血沉 26 mm/h↑，C-反应蛋白 4.68 mg/L，降钙素原 0.77 ng/mL↑；尿微量白蛋白肌酐比 5286 mg/g，尿总蛋白肌酐比 5480 mg/g；粪便潜血阳性；生化：白蛋白 34.8 g/L↓，尿素氮 6.10 mmol/L，肌酐 190 μmol/L↑；免疫及肿瘤指标：ANCA 阴性，免疫球蛋白 G 2.96 g/L↓，免疫球蛋白 A 0.46 g/L↓，免疫球蛋白 M ＜0.18 g/L↓，补体 C3 0.85 g/L↓，甲胎蛋白（AFP）7.18 IU/mL↑，糖类抗原 125（CA125）73.33 U/mL↑；T 淋巴细胞亚群比值倒置。颅脑 CT 示：脑内多发缺血变性灶，脑白质脱髓鞘改变；胸腹盆部 CT 示：双肺炎症、纤维灶（见图 1），双侧胸膜略增厚；直肠壁增厚。心脏彩超示：左房扩大，室间隔增厚，二尖瓣、三尖瓣、主动脉瓣轻度反流，左室舒张功能减低（未提示心包炎）。

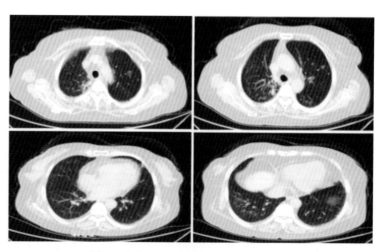

图 1　胸部 CT 示双肺炎症、双肺纤维灶

入院后 2 天（2018 年 10 月 19 日）患者开始出现头痛，呈弥散性，轻中度，伴咳嗽，痰量不多，间断恶心、呕吐，非喷射性，继而（2018 年 10 月 21 日）出现发热，最高达 38.5 ℃，伴畏寒，无寒战。在查找发热原因过程中先后给予多联抗生素（复方新诺明、莫西沙星、美罗培南、奥司他韦以及利福平、异烟肼经验性抗结

核),治疗后患者的体温并未得到有效控制。患者发热时伴头痛加重,且球结膜水肿,基于此进一步完善血清及脑脊液检查,发现血清及脑脊液隐球菌荚膜多糖检测均为阳性。脑脊液检测提示:颅内压升高,白细胞计数增多,以淋巴为主;低糖、高蛋白、高乳酸;脑脊液培养提示:新型隐球菌。随即给予氟康唑抗隐球菌治疗。在此过程中患者出现突发状况——便血,主要表现为逐渐进展的鲜血便,无黏液,无脓血,无明显腹痛、消瘦。进一步完善腹盆部增强 CT 提示:直肠占位可能。结肠镜及病理检查提示:直肠腺癌。

问题思考

问题 1:发热及消化道出血的鉴别诊断考虑什么?

简述:

(1)发热的鉴别诊断

根据原因可归纳为以下四类:感染性疾病、非感染性炎症性疾病、肿瘤性疾病、其他疾病等[1~2]。

(2)消化道出血的鉴别诊断

根据患者具体情况存在以下可能:血管炎疾病本身累及消化道;应用激素后胃肠道黏膜损伤;透析抗凝药物所致;痔疮复发;胃肠道肿瘤。

讨论:

(1)发热原因讨论

1)感染性疾病:长期以来感染一直是发热待查的最主要的病因,以细菌感染占多数,病毒次之,还有真菌、结核、寄生虫感染等。我们进一步完善了相关微生物检查,如血培养、痰培养、呼吸道病毒、TORCH、G 试验、半乳糖甘露醇聚糖抗原检测(GM 试验)、隐球菌荚膜多糖检测、结核感染 T 细胞检测、结核菌素试验(PPD 试验)、血液疟原虫等检查,其中除痰涂片可见少量真菌孢子、血清隐球菌荚膜多糖检测:98.20 $\mu g/L$($\geqslant$8.0 $\mu g/L$,阳性),余未见明显异常。因此可基本确定该患者存在真菌即隐球菌感染,需进一步寻找感染灶。隐球菌是常见的机会感染性真菌[3],其中新生隐球菌感染较为多见。隐球菌感染主要引起中枢神经系统(central nervous system,CNS)、肺组织和皮肤等部位感染,其中隐球菌性脑膜炎(cryptococcal meningitis,CM)最为致命[4]。

首先鉴于患者存在免疫力低下继发肺部感染的病史,在经验性抗感染治疗过程中胸部 CT(见图 2)提示肺部炎症及右上肺结节持续存在,未见明显改善。

37

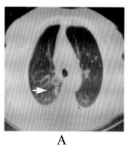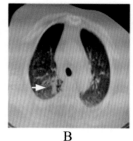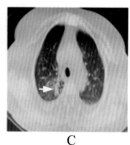

图 2　胸部 CT 肺部炎症及结节变化

注:A、B、C 分别为 2018.10.18、2018.10.25、2018.11.4 胸部 CT,示肺部炎症及右上肺结节变化(箭头所指)。

其次,患者发热伴头痛,查体见球结膜水肿,尽管脑膜刺激征阴性、病理征未引出,在排除了眼部感染及过敏等可能原因后考虑为颅内压升高导致,故仍不能排除颅内感染可能,因此需进一步完善腰椎穿刺行脑脊液检查确诊,脑脊液培养示新型隐球菌,脑脊液隐球菌荚膜多糖检测:>100 μg/L,其常规、生化及蛋白、细胞学结果见表 1。

表 1　脑脊液检查结果

检查项目	结果
脑脊液压力	260 mmH$_2$O
脑脊液常规	367×10^6/L
脑脊液生化	
葡萄糖	0.43 mmol/L(参考范围:2.5~4.5 mmol/L)
蛋白	1.69 g/L(参考范围:0.15~0.45 g/L)
氯	113.8 mmol/L
脑脊液白蛋白及免疫球蛋白	
白蛋白	1164.85 mg/L(参考范围:0~350 mg/L)
免疫球蛋白 G	238.45 mg/L(参考范围:0~34 mg/L)
免疫球蛋白 A	32.18 mg/L(参考范围:0~5 mg/L)
免疫球蛋白 M	1.32 mg/L(参考范围:0~1.3 mg/L)
脑脊液细胞学	
乳酸	5.3 mmol/L(参考范围:1.2~2.1 mmol/L)

2)非感染性炎症性疾病:该组疾病在发热待查中所占的比例近年来有所上升,占 20%～30%。成人斯蒂尔(Still)病、系统性红斑狼疮(SLE)等是年轻发热待查患者的常见病因;而老年发热待查患者中,风湿性多肌痛/颞动脉炎等的发病率日渐上升,少见于血管炎。而该患者复查 ANCA 阴性,影像学证据不足,血管炎病情相对稳定。

3)肿瘤性疾病:血液系统肿瘤、实体肿瘤和中枢系统肿瘤相对常见。随着 CT、MRI 等影像学技术的普及,肿瘤性疾病易于被早期发现,在发热待查中所占比例有所下降。该患者入院时盆部 CT 仅提示直肠壁增厚,未提示明显占位,该疾病导致发热证据不足。

4)其他疾病:约占 10%,包括药物热、肉芽肿性疾病、栓塞性静脉炎、溶血发作、隐匿性血肿、周期热、伪装热等。

(2)消化道出血原因讨论

1)血管炎性疾病累及消化道:据文献报道[5],ANCA 相关性血管炎累及肺、肾、上呼吸道以及皮肤等部位多见,累及消化道相对少见,一旦出现,常病情重,预后差。该患者经前期治疗后,ANCA 阴性,血管炎病情稳定,因血管炎引起下消化道出血可能性小。

2)应用激素后胃肠道黏膜损伤:患者曾采用激素冲击治疗,口服泼尼松常规剂量长期维持,故不能排除糖皮质激素治疗引起的消化道出血。

3)透析抗凝药物所致[6]:患者维持性血液透析,透析时常规抗凝处理,但复查凝血指标无明显异常,暂不考虑。

4)痔疮复发:患者肛门指诊未见明显痔疮复发征象,予以排除。

5)胃肠道肿瘤:患者直肠壁增厚,AFP、CA125 升高,可能性较大,进一步完善增强 CT 及结肠镜检查,如图 3、图 4 所示。

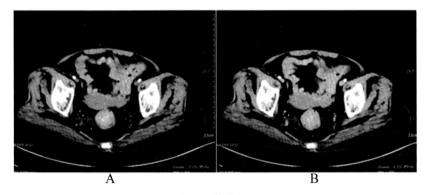

图 3　增强 CT

注:A:动脉期;B:静脉期,直肠内见软组织肿块影(箭头所指),密度欠均匀,强化均匀。

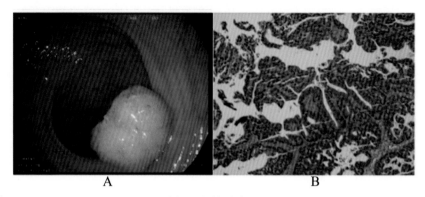

图 4　肠镜及病理

A:肠镜:退镜至直肠可见息肉样变;B:病理:腺癌,锯齿状型。

问题 2:对该患者最可能的诊断是什么?

简述:最可能的诊断为:肿瘤相关性血管炎合并隐球菌性脑膜炎。

讨论:根据 2012 年 Chapel Hill 系统性血管炎分类标准[7],第七类中包括肿瘤相关性血管炎。检索文献发现恶性肿瘤可模拟各种类型血管炎,以皮肤白细胞破碎性血管炎最常见,占 50%～60%,结节性多动脉炎(polyarteritis nodosa,PAN)约占 15%,ANCA 相关性血管炎不足 5%[8]。该类型血管炎可早于、同时或在恶性肿瘤之后出现,二者的时间间隔文献报道不一,绝大多数报道和学者认为两者的发病间隔应在 12 个月以内[9]。恶性肿瘤模拟血管炎(malignance mimic vasculitis,MMV)可能的机制有:①循环免疫复合物清除障碍导致毛细血管前小静脉内皮细胞损伤;②肿瘤细胞作为"移植物",针对血管内皮产生免疫反应;③肿瘤细胞和内皮细胞表达共同抗原,产生的免疫球蛋白不但损害了肿瘤本身也损伤了血管内皮细胞;④肿瘤细胞作为致敏原并激发宿主发生超敏性血管炎;⑤肿瘤细胞分泌不同的细胞因子造成血管损伤[10]。该患者中年女性,无吸烟、特殊化学物质接触史,无弥漫性结缔组织病、感染等病史,入院后发现存在直肠腺癌,因此考虑肿瘤相关性血管炎可能性大。

此外,该患者还存在感染性疾病。总结该病例特点如下:①免疫力低下:免疫球蛋白下降及 T 淋巴细胞亚群比值倒置;②症状及体征:亚急性起病,发热、渐进性头痛,伴有恶心、呕吐。查体球结膜水肿,颈部抵抗等脑膜刺激征阴性,病理征未引出;③脑脊液检查:培养出新型隐球菌,颅内压升高,脑脊液白细胞计数增多,以淋巴细胞为主,低糖、高蛋白、高乳酸。隐球菌性脑膜炎最经典的诊断法是墨汁染色,但阳性率低,该患者虽然墨汁染色阴性,但是脑脊液培养提示新型隐球菌感染,因此考虑发热原因为隐球菌性脑膜炎。

问题 3：对该患者的治疗方案是什么？

简述：根据隐球菌性脑膜炎诊疗专家共识及恶性肿瘤模拟血管炎相关文献，在血液透析保驾护航下，给予该患者抗隐球菌感染治疗。病情稳定后行腹腔镜下直肠癌根治术。

讨论：隐球菌性脑膜炎诊疗专家共识指出[11]：

（1）病原学及实验室检查

病原学及实验室检查包括隐球菌的微生物学鉴定（墨汁染色涂片及培养、生理生化及分子）和隐球菌荚膜抗原的检测。

（2）治疗原则

首选两性霉素 B［(0.7～1.0) mg/(kg·d)］联合氟胞嘧啶［100 mg/(kg·d)］，疗程在 4 周以上，病情稳定后改用氟康唑治疗；但两性霉素 B 存在肾毒性的不良反应，对肾功能不全者，建议采用高剂量氟康唑［(600～800) mg/d］治疗。

（3）疗效评估

结合患者临床症状、体征消失，脑脊液常规、生化恢复正常，脑脊液涂片、培养阴性，可考虑停药，疗程通常 10 周以上，长者可达 1～2 年甚至更长，后期可口服氟康唑治疗。

结合该患者肾功能不全病史，我们最初选择高剂量氟康唑（600 mg/d）的治疗方案。效果显著，患者停止发热，头痛减轻，感染指标亦有下降趋势。

接下来该患者面临肿瘤手术及后续可能的放化疗治疗，但患者肾功能不全，麻醉及手术风险极高；且虽然脑膜炎症状及感染指标得到改善，但复查脑脊液检查各项指标并未见好转，隐球菌性脑膜炎尚未完全控制，手术及术后免疫力低下状态可能加重病情。再次多学科会诊，最终决定在血液透析保驾护航下加用两性霉素 B 联合氟胞嘧啶治疗，择期手术。

患者在更换方案后脑脊液各项指标均明显改善，且脑脊液培养转阴。但因为患者本身肾功能不全，对药物耐受力差，用药半月后出现药物性皮疹，予以停药观察。观察期间再次评估病情，患者病情相对稳定，普外科予以行腹腔镜下直肠癌根治术，手术顺利。术后多次复查脑脊液各项检查未再进展。

随访和转归

随访半年，患者感染指标正常，血清隐球菌荚膜多糖检测已基本降至正常，脑脊液常规、细胞学及生化各项指标趋于正常，脑脊液培养、隐球菌荚膜多糖检测正常，复查腹盆部平扫＋增强 CT 未见肿瘤进展及转移征象。患者目前仍处于规律血液透析阶段(每周1～2次),尿量尚可,血管炎指标如 ANCA、CRP、血沉等正常,伯明翰系统性血管炎活动评分趋于稳定期。

病例小结

· 隐球菌性脑膜炎的亚急性发作及非特异性表现会导致诊断不及时或漏诊。因此对于免疫系统疾病在应用激素冲击或者免疫抑制药物后出现反复不规律发热,除了要筛查常见的感染源,还需警惕隐球菌性脑膜炎的存在,早期发现,早期治疗,治疗首选两性霉素 B 联合氟胞嘧啶。

· 恶性肿瘤可模拟各种类型血管炎,对于血管炎患者需警惕恶性肿瘤的发生,避免漏诊误诊。

· 本病例还提示医务工作者在临床工作中要重视患者的每一个临床表现及体征,这或许能为我们的诊疗活动开拓新的思路。

参考文献

[1]《中华传染病杂志》编辑委员会. 发热待查诊治专家共识[J]. 中华传染病杂志,2017,35(11):641-655.

[2]CUNHA B A,LORTHOLARY O,CUNHA C B. Fever of unknown origin:A clinical approach[J]. Am J Med,2015,128(10):1138.e1-1138.e15.

[3]ELSEGEINY W,MARR K A,WILLIAMSON P R. Immunology of cryptococcal infections:Developing a rational approach to patient therapy[J]. Front Immunol,2018,9:651.

[4]RAJASINGHAM R,SMITH R M,PARK B J,et al. Global burden of disease of HIV-associated cryptococcal meningitis:An updated analysis[J]. Lancet Infect Dis,2017,17(8):873-881.

[5]赵静,徐东,杨红,等. 以消化道出血为主要表现的抗中性粒细胞胞质抗体相关性血管炎临床分析[J]. 中华风湿病学杂志,2010,14(09):610-613.

[6]ZERBI S,PEDRINI L A. Anticoagulation and chronic hemodialysis[J]. G Ital Nefrol,2007,24(5):381-395.

[7]JENNETTE J C,FALK R J,BACON P A,et al. 2012 revised International Chapel Hill Consensus Conference Nomenclature of Vasculitides[J]. Arthritis Rheum,2013,65(1):1-11.

[8]FAIN O,HAMIDOU M,CACOUBP,et al. Vasculitides associated with

malignancies：Analysis of sixty patients［J］. Arthritis Rheum，2007，57（8）：1473-1480.

［9］HUTSON T E，HOFFMAN G S. Temporal concurrence of vasculitis and cancer：A report of 12 cases［J］. Arthritis Care Res，2000，13（6）：417-423.

［10］施宏莹，赵丽丹，徐东，等. 恶性肿瘤模拟血管炎 24 例临床分析［J］. 中华风湿病学杂志，2015，19（8）：534-539.

［11］刘正印，王贵强，朱利平，等. 隐球菌性脑膜炎诊治专家共识［J］. 中华内科杂志，2018，57（5）：317-323.

作者：李冰、李坤；审核：高延霞；校对：何兰杰

案例
7

来势汹汹的"炎"
——老年女性伴肢体麻木无力、发热及水肿

关键词

血管炎;周围神经病;神经病理;应激性心肌病;

临床资料

患者,女性,64 岁,因"双下肢水肿、无力伴发热 2 月余,双上肢麻木、无力 5 天"于 2019 年 2 月 3 日入院神经内科。

患者于入院前 2 个月开始出现双下肢水肿、无力伴疼痛,当时尚不影响独立行走,疼痛性质难以描述,数天后出现右小指及无名指麻木感。入院前 1 个月开始出现持续发热,体温 38～40 ℃,外院查外周血白细胞(White Blood Cell,WBC)计数大于 $30×10^9$/L,骨髓穿刺细胞学未见明显异常,给予莫西沙星、哌拉西林/他唑巴坦、比阿培南抗感染治疗,效果不佳,发热持续 1 个月左右,双下肢水肿无力症状加重,不能自行站立。入院前 1 周左右出现双上肢麻木、疼痛及无力症状,同时出现言语不清,饮水呛咳。

患者既往长期饮用鲜羊奶,否认特殊用药史,否认糖尿病、高血压、冠心病病史,否认肝炎、结核病史。育有 2 女,配偶及子女体健,否认家族中有类似疾病史。

入院查体:T 36.1 ℃,P 118 次/分,R 29 次/分,BP 137/107 mmHg,体重 35 kg。神志清,憋喘貌,精神萎靡,被动卧位,全身消瘦,舟状腹。心脏听诊,未闻及明显杂音,心音低沉。双肺听诊未闻及明显干湿性啰音。神经系统查体:构音障碍,双侧咽反射减弱,其余颅神经无明显异常。肌力查体:右上肢近端 4 级,

44

远端0级;左上肢近端2级,远端0级。右下肢近端4级,远端0级;左下肢近端3级,远端0级。四肢肌张力低,腱反射消失。感觉及共济查体不能配合。双侧病理征阴性。颈部稍抵抗,克氏征阴性。

入院初步诊断:①脑血管病?②肺部感染(特殊病原菌)?

入院当天查外周血 WBC 34.89×10⁹/L,中性粒细胞比例87.8%,血红蛋白114 g/L,白蛋白22.8 g/L,尿素氮24 mmol/L,肌酐161 μmol/L,C反应蛋白171.7 mg/L,血沉65 mm/h,血钠122 mmol/L,肌酸激酶(CK)1567 U/L,脑钠肽(BNP)3369 pg/mL,肌红蛋白(Myo)11783 ng/mL,肌钙蛋白I(cTnI)1.64 ng/mL。心电图提示窦性心动过速,ST-T普遍压低,心率120次/分。外周血涂片提示中性分叶核粒细胞比值偏高,未见异型细胞。急查心脏超声提示左室射血分数37%,左室壁运动节段性减弱。(见图1A)。颅脑CT提示右侧脑室旁亚急性梗死灶,右侧脑室后角点状出血灶(见图1B)。胸、腹、盆部CT提示双肺炎症,胸腔积液,脾大(见图1C)。

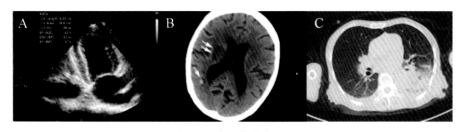

图1 相关影像学检查图

A:患者心脏超声示心尖部和中部运动弥漫性减弱,而基底部相对保留,呈"章鱼罐"样改变;B:右侧脑室旁亚急性梗死(双箭头),右侧脑室角点状出血(单箭头);C:右肺底大片炎症,双肺少量胸腔积液。

第一步:错综复杂的内科状况

(1)发热伴病理性白细胞升高,最常见于感染、恶性白血病、自身免疫性疾病等。本患者外周血白细胞异常升高,骨髓穿刺及外周血涂片未见异型细胞;长期的高级别抗生素治疗,患者白细胞并无明显下降,且患者长期饮用鲜羊奶,需考虑其他少见病原菌的感染或自身免疫性炎症疾病的可能。

(2)患者CK、Myo、cTn-I明显升高,心脏超声提示左心室收缩功能明显下降,室壁运动节段性减弱,酷似急性心肌梗死表现。但患者病情较重,且肾功能受损,冠脉造影风险较高;心电图反复复查并未见到ST-T抬高;心脏超声主要表现为心尖部和中部运动弥漫性减弱,而基底部相对保留,呈"章鱼罐"样改变。综上考虑,本患者为应激性心肌的可能性大。

第二步:抓重点,找核心

从上述分析中不难看出,很多病因均可出现发热伴白细胞升高和心肌病变,均难以确定诊断方向。回顾病史可知,患者本次就诊神经科的核心症状是四肢无力和麻木,起病"不对称",进行性加重,头部CT的"梗死"和"出血"亦不能完全解释,结合神经科查体"四肢肌张力低,腱反射消失",高度提示周围神经病变。因此,急诊完善肌电图检查,结果符合不对称性、轴索损害为主的多发性单神经病(见表1)。

表 1　患者四肢神经传导结果

神经	刺激点	记录点	潜伏期/ms		波幅/M/mV；S/μV		速度/(m/s)		F波潜伏期/ms	
			左	右	左	右	左	右	左	右
正中神经（运动）	腕部	拇短展肌	5.54	4.96	0.34	1.57				
	肘窝	拇短展肌	11.5	9.81	0.22	0.15	35.2	41.2		
尺神经（运动）	腕部	小指展肌	3.04	2.83	2.3	3.7			NR	NR
	肘上	小指展肌	10.1	9.15	1.57	2.2	41.1	41.1		
腓总神经	踝	趾短伸肌	NR	6.63	0.29	0.29				
	腓骨小头	趾短伸肌	NR	18.2	0.21	0.21		24.2		
胫神经	踝	踇展肌	9.83	9.59	1.91	0.35			NR	NR
	腘窝	踇展肌	27.9	25.0	0.22	0.02	19.9	22.7		
正中神经（感觉）	腕	食指	2.67	3.56	5.1	1.64	46.3	36.1		
尺神经（感觉）	腕	小指	2.07	2.15	10.7	5.0	45.2	50.0		
腓肠神经	踇伸肌腱	腕部	NR	NR						

以多发性单神经病为切入点，最常见的病因为血管炎，其次为糖尿病相关疾病、炎性脱髓鞘、感染、肿瘤等。重新回顾第一步中的内科状况，用血管炎可以完美解释，而且颅脑"梗死"和"出血"并存现象，也是血管炎的"惯用伎俩"。

第三步：铁证如山

入院第二天（2019 年 2 月 4 日），风湿系列检查结果显示：类风湿因子440 IU/mL，ANCA、抗核抗体、ds DNA 抗体均无异常。为了进一步寻找血管炎的证据，肌电图提示双侧腓肠神经受损的前提下，行腓肠神经活检。神经活检病理表现为典型的血管炎性周围神经病（见图 2）。结合患者多系统受累的表现，考虑系统性血管炎，周围神经病为继发性损害。

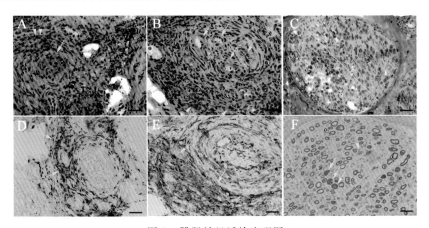

图 2　腓肠神经活检病理图

A：HE 染色示神经束膜血管周围大量炎细胞浸润（双三角），受累管腔闭塞（箭头）；B：HE 染色示受累血管闭塞后机化再通（箭头）；血管周围含铁血黄素沉积，提示出血（三角）；C：MGT染色示同一个神经束内灶性轴索丢失（横线下方），而其他区域轴索相对保留（横线上方）；D：CD3 染色示受累血管周围淋巴细胞浸润（箭头）；E：CD8 染色示血管周围以 CD8$^+$ T 淋巴细胞浸润为主；F：半薄切片甲苯胺蓝染色示髓球（箭头）和再生丛（三角），前者提示急性轴索损害，后者提示慢性轴索再生。

问题思考

问题 1：该患者的鉴别诊断考虑什么？

简述：多发性单神经病多表现为多发、单条周围神经陆续或同时受累，肌电图表现为非卡压处、同名神经双侧传导明显不对称。本患者的肌电图及临床表现均不对称，符合多发性单神经病的特征，鉴别诊断应以此为出发点（见表2）[1]。

讨论：

(1)血管炎性周围神经病

血管炎性周围神经病多表现为亚急性、阶梯进展性病程,首发症状多表现为单一或多个单神经分布区的感觉运动障碍,常伴明显疼痛,下肢重于上肢,腓神经受累最常见。临床常伴有发热、贫血、低蛋白血症、水肿、皮肤损害等多系统受累表现。本患者全身系统性炎症表现明显,且长期抗感染效果不佳,虽然风湿仅见类风湿因子升高,仍需首先考虑本病的可能,最终需病理证实。

(2)感染性周围神经病

感染性周围神经病包括细菌、病毒、寄生虫等,可以是病原体直接入侵周围神经如麻风分枝杆菌、逆转录病毒,可以是感染后导致周围神经滋养血管炎继而引发周围神经受损,如莱姆病毒,亦可以是感染后患者的免疫反应导致的周围神经受损[1]。本患者平素喜饮鲜羊奶,且长期的抗生素治疗可能会引起继发的菌群失调,需警惕特殊嗜神经的病原微生物感染的可能性。

(3)肿瘤浸润性周围神经病

肿瘤浸润性周围神经病,如淋巴瘤、白血病、嗜酸性粒细胞增生等,均可直接浸润周围神经导致周围神经功能受损。本患者因发病初期白细胞异常升高,尤其需要警惕有无血液系统肿瘤细胞浸润周围神经的可能。

(4)Lewis-Sumner 综合征

Lewis-Sumner 综合征为后天获得性、免疫介导性、不对称性的多发性周围神经病,肌电图及病理改变均以脱髓鞘为主要表现。与本患者并不相符。

(5)其他

患者无糖尿病病史,肌电图不符合卡压性周围神经病的特点,亚急性进展性病程亦不支持遗传性周围神经病的特点。可排除糖尿病和遗传性周围神经病。

表 2　多发性单神经病的鉴别诊断

血管炎性周围神经病:结节性多动脉炎、Churg-Strauss 综合征、Wegner's 肉芽肿、高敏性血管炎、冷球蛋白血症、系统性红斑狼疮、类风湿性关节炎、干燥综合征、慢性活动性肝炎
糖尿病性周围神经病
炎性脱髓鞘性周围神经病:Lewis-Sumner 综合征变异型
多发卡压性周围神经病:遗传性如遗传压力易感性周围神经病或获得性
感染性周围神经病:螺旋体(莱姆)、麻风杆菌、HIV 病毒感染
浸润性周围神经病:肉芽肿性疾病(结节病)、肿瘤(淋巴瘤、白血病)

问题 2:该患者最可能的诊断是什么?

简述:本患者核心症状是不对称的多发性单神经病,但临床表现错综复杂,发热、水肿、言语不清、肺部感染、偏瘫及恶病质样表现可能会掩盖多发性单神经病的典型表现。结合多发性单神经病的肌电图结果,提示血管炎性周围神经病的可能,并在最终的腓肠神经活检病理中得以确诊,患者同时合并心、肺、肾、脑等多系统受累,最终诊断考虑系统性血管炎。

讨论:系统性血管炎包括原发性和继发性两大类。前者包括以小血管受累的显微镜下多血管炎、变应性肉芽肿性血管炎、混合性冷球蛋白血症、韦格纳肉芽肿、过敏性紫癜,以中血管受累的结节性多动脉炎,以大血管受累的巨细胞动脉炎。后者包括继发于其他结缔组织病的血管炎,如类风湿性关节炎、系统性红斑狼疮、干燥综合征;感染性血管炎,如丙肝病毒、莱姆病毒感染等。

血管炎性周围神经系周围神经的滋养血管发生了炎性闭塞或缺血,导致了一个或多个周围神经的缺血性病变或梗死。临床多为亚急性、阶梯进展性病程,首发症状多为单一神经分布区的感觉运动功能障碍,多伴有明显的疼痛,下肢重于上肢,腓神经最常受累。常伴有非特异性系统性症状,发热、贫血、水肿、关节肌肉疼痛等。

血管炎性周围神经病的确诊依赖于神经病理。典型的病理结果表现为周围神经滋养血管跨壁的炎细胞浸润、血管壁纤维素样坏死及出血、内皮细胞的崩解,另外神经束内灶性的轴索丢失亦提示神经束内的灶性缺血[2]。

问题 3:该患者的下一步诊治方案该如何选择?

简述:血管炎性周围神经病的治疗仍以激素及免疫抑制剂为主。

讨论:系统性血管炎引起周围神经病的治疗首选口服激素(1 mg/kg·d),逐渐减量,半年左右可减至 10 mg/d。病情缓解后继续维持 18~24 个月方可考虑停药。严重病例,如快速进展、发病 4 周内陆续出现新的感觉运动功能障碍时,可考虑激素冲击治疗,或联合环磷酰胺(15 mg/kg 或 0.6 g/m² 静脉点滴,1 次/2w,逐渐延长),缓解后应改为氨甲蝶吟(20~25mg,1 次/周)或硫唑嘌呤(1~2 mg/kg,1 次/天)继续维持 18~24 个月。难治性病例,即激素冲击联合环磷酰胺治疗 4~6 周无明显改善或继续进展者,可考虑利妥昔单抗、血浆置换等。须知,系统性血管炎得到及时治疗的死亡率仍为 12%~20%。因轴索再生需要较长时间,故治疗有效的患者亦需 6~24 个月获得最大改善[3]。

随访和转归

给予患者静脉点滴甲强龙 60 mg/d,抗生素陆续降阶,同时给予补充白蛋白等治疗后,患者外周血 WBC、C 反应蛋白及血沉迅速下降并于 10 天左右时恢复正常。颅内梗死及出血亦逐渐好转。但双侧胸腔积液逐渐增加,考虑与应激性心肌病导致的心力衰竭有关;胸腔闭式引流 1 周后双侧胸腔积液明显吸收。最终患者好转出院。

病例小结

• 当遇到起病不对称或体征不对称的四肢无力伴麻木或疼痛时,应想到多发性单神经病的可能。当肌电图提示多发性、轴索或髓鞘受累为著的不对称性周围神经病时,患者的鉴别诊断范围将大大缩小。

• 血管炎周围神经病是最常见的多发性单神经病。系统性血管炎患者临床常伴有发热、贫血、低蛋白血症以及多项炎症指标的持续升高。此时一味地抗感染治疗可能会延误患者的最佳治疗时机。

参考文献

[1] DAVID C, BARBARA E. Electromyography and Neuromuscular Disorders: Clinical-Electrophysiologic Correlation [M]. 3rd ed. London: Elsevier,2013.

[2]GRAF J,IMBODEN J. Vasculitis and peripheral neuropathy[J]. Curr Opin Rheumatol,2019,31(1):40-45.

[3]COLLINS M P,DYCK P J,GRONSETH G S,et al. Peripheral Nerve Society Guideline on the classification, diagnosis, investigation and immunosuppressive therapy of non-systemic vasculitic neuropathy: executive summary [J]. J Peripher Nerv Syst,2010,15(3):176-184.

作者:赵冰、孙媛;审核:李玲;校对:李玲

不同寻常的发热
——中年男性伴有尿频、尿急和高热

关键词

多系统萎缩;尿潴留;发热;自主神经损害;帕金森叠加综合征

临床资料

患者男性,57 岁,因"尿频、尿急 3 年余,加重 3 月"于 2020 年 7 月 12 日入我院泌尿外科。

患者于 3 年前无明显诱因出现尿频、尿急,伴夜尿增多,达 4～5 次/夜,偶伴急迫性尿失禁,伴尿流变细,无尿痛及血尿。3 年来患者病情进展缓慢,未行诊治。3 个月前患者尿频、尿急等症状加重,遂于山东大学齐鲁医院泌尿外科门诊就诊,行泌尿系超声检查示:膀胱炎,膀胱嵴梁化,前列腺增生并钙化,尿潴留,残余尿量约 236 mL,为求进一步诊治于泌尿外科住院治疗。患者自发病以来,饮食睡眠可,大便无异常,体重无明显改变。

既往史:患者 12 年前因车祸致颅脑及锁骨外伤,于当地医院行开颅手术治疗,术中有输血,术后恢复良好;锁骨外伤后钢板固定治疗。高血压病史 6 年余,血压最高达 150/90 mmHg 左右,平时口服"硝苯地平"治疗,血压控制良好。勃起功能障碍病史 5 年,头晕、肢体活动不灵活 4～5 年,排尿障碍 3 年。1 周前于我院神经内科门诊诊断为帕金森综合征,暂未给予药物治疗。育有 2 女,配偶及女儿均体健。否认家族性遗传病史。

查体:T 35.6 ℃,R 16 次/分,P 68 次/分,BP 121/86 mmHg,神志清,精神可,全身皮肤颜色正常。全身浅表淋巴结未触及明显肿大。胸廓对称,双肺呼吸音粗,未闻及干湿性啰音。心率 68 次/分,律规整,各瓣膜听诊区未闻及病理性杂音。腹软,无压痛及反跳痛,肝脾肋下未触及,无移动性浊音,肠鸣音正常。神经系统查体:语言欠清晰,表情呆板。右眼睑下垂,瞳孔对光反射略迟钝,运动迟缓,肢体肌张力轻度增高,病理反射(一),双侧克氏征(+),双下肢蹬车动作不协调。

入院初步诊断:①尿潴留;②帕金森综合征;③高血压病(1 级,中危);④颅脑外伤术后。

入院后完善相关辅助检验和检查。血常规:WBC、Hb、PLT 均正常;尿常规:WBC 16.60/μL,细菌(BACT) 39029.6/μL,尿亚硝酸盐(NIT)(+),余阴性;凝血系列:凝血酶原时间(PT)、活化部分凝血活酶时间(APTT)正常,D-二聚体 0.58 μg/mL(<0.5);肝肾功正常、血生化正常;传染病系列无异常;尿流动力学示:尿潴留,低顺应性膀胱,逼尿肌无力,充盈性尿失禁。

入院后第 3 天出现发热,体温最高 39.4 ℃,发热无明显诱因,无寒战、胸闷、无咳嗽、咳痰,无尿急、尿频、尿痛,无皮疹溃烂。查体:皮肤无汗,无浅表淋巴结肿大,听诊双肺呼吸音略粗,未闻及明显干湿性啰音,心、腹查体(一),颈部抵抗(±)。发热原因不明,治疗上对症给予地塞米松退热,效果欠佳。复查血常规:WBC 17.81×10⁹/L,Neu% 84.80%,余正常;尿常规:WBC 1537.60/μL,RBC 80.70/μL,BACT 2007.7/μL,蛋白(Pro)(±),NIT(+),尿白细胞(Leu)(+++),余阴性,尿培养(7 月 21 日出结果):大肠埃希菌,菌落计数>10 万 cfu/mL,对头孢哌酮/舒巴坦,哌拉西林/他唑巴坦,亚胺培南等敏感。诊断考虑泌尿系统感染可能性大,给予左氧氟沙星0.6 g静脉滴注,1 次/天,使用 1 日,比阿培南0.6 g静脉滴注,1 次/天,使用 3 日。患者间断高热(见图1),复检尿常规无异常。ESR:29 mm/h,CRP:26.91 mg/L,PCT、IL-6 正常。肝肾功:尿酸(UA) 184 μmol/L,余正常。血生化:Na 123 mmol/L,Cl 91 mmol/L。进一步排查其他病原体及其他感染源:血培养、COVID-19、呼吸道多重病原体检测、TORCH-IgM 筛查、EB 病毒、GM 试验、TB-SPOT 都为阴性。颅脑(图2)+胸腹盆部 CT:颅脑术后状态,双侧颞叶软化灶;双肺少许炎症、纤维灶,冠状动脉钙化;纵隔淋巴结肿大;双侧胸腔积液并邻近肺组织膨胀不全;左侧锁骨术后状态;胆囊炎;膀胱壁厚,考虑膀胱炎,前列腺增生并钙化。无明确的感染灶及明确的病原体,进一步排查非感染免疫相关性及代谢性疾病,查风湿系列、体液免疫、ANCA 都为阴性。甲状腺功能未见异常。患者持续高热,间断使用地塞米松、吲哚美辛栓、散利痛、羚羊角粉等药物退热效果不佳,之后规律应用冰毯、冰帽降温(诊疗经过

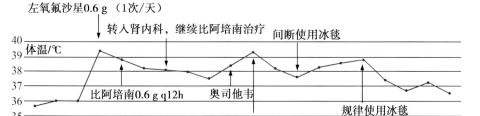

见图1)。患者无汗,规律应用冰毯、冰帽物理降温后体温维持正常。随即考虑到中枢性发热,请神经内科会诊后,综合患者帕金森症状群、自主神经损害(尿潴留、汗液分泌障碍),考虑帕金森叠加综合征可能。

图 1 患者体温变化及其诊疗经过

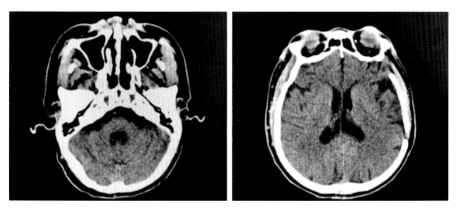

图 2 患者颅脑 CT 显示桥脑、小脑萎缩

问题思考

问题 1:发热的鉴别诊断考虑什么?

简述:发热病因可达 200 多种,大致可分为四大类:感染性疾病(40%～50%)、风湿免疫性疾病(20%～30%)、肿瘤性疾病(20%)和其他少见病因(10%)[1]。

讨论:感染性疾病长期以来是引起发热的主要病因,其中细菌、病毒占多数。本患者有残余尿增多,早期尿白细胞增多并尿培养发现大肠埃希菌感染,病程早期支持尿路感染,但应用抗生素后复检尿常规正常。后期发热不考虑由尿路感染因素所致。患者无呼吸系统及消化系统感染的临床表现;另外,无皮肤破溃及皮疹等,无头晕、头痛等中枢神经系统感染表现,不支持感染性疾病导致发热。风湿免疫性疾病引起发热的可能性有所增加,常见病因有系统性红斑狼疮、类风湿关节炎、成人斯蒂尔病、血管炎等。患者无脱发、皮疹、光过敏及雷诺现象等表现,筛查风湿系列、体液免疫及 ANCA 皆为阴性,不支持风湿性疾病导致发热。肿瘤性疾病中,以淋巴瘤最为常见,还有实体肿瘤、白血病等疾病。该患者影像学检查暂未发现肿瘤证据,目前暂无明确证据支持肿瘤性疾病导致发热。其他因素包括肉芽肿性疾病、周期热、神经系统疾病等少见病因。该患者既往曾有颅脑外伤及帕金森综合征,发热过程中突出表现为无汗,需警惕神经系统相关疾病。

问题 2:最可能的诊断是什么?

简述:最可能的诊断为帕金森叠加综合征中的多系统萎缩。

讨论:患者头晕、肢体活动不灵活 4~5 年。查体发现患者语言欠清晰、表情呆板,动作迟缓;肢体肌张力轻度增高、病理反射(一)、颈强直(±)、克氏征(+),双下肢蹬车动作不协调,临床符合帕金森症。结合患者既往勃起功能障碍(ED)病史 5 年,排尿障碍 3 年,有自主神经损害。临床符合帕金森叠加综合征中的多系统萎缩。目前该患者未找到风湿免疫性疾病及肿瘤性疾病证据,泌尿系感染经抗生素治疗后好转,仍有发热,考虑神经源性发热可能。患者有自主神经损害,泌汗减少,不用抗生素,仅用冰毯物理降温可使体温降至正常,符合中枢性高热,多系统萎缩可以出现中枢性及周围性自主神经病变,因此最终确定发热原因为多系统萎缩自主神经功能损害。

多系统萎缩(multiple system atrophy,MSA)是一种散发的、病因不明的神经系统变性疾病,主要累及锥体外系、锥体系、小脑和自主神经系统等。根据运动症状临床表现分为两种类型:MSA-P 和 MSA-C。MSA-P 型:以帕金森病样症状(运动迟缓,伴肌强直、震颤、姿势不稳等)为主。MSA-C 型:以小脑症状(如步态共济失调、小脑性构音障碍、小脑性动眼障碍)为主。另外,多系统萎缩可表现出多系统损害:①最常累及泌尿生殖系统,几乎所有男性均存在勃起功能障碍,其他可表现为排尿障碍,如尿频、尿急、尿痛、尿潴留等。②累及心血管系统,主要表现为直立性低血压、餐后低血压、夜间高血压等。③累及呼吸系统,半数患者出现呼吸运动中的主动性肌肉收缩的吸气性喘鸣。④此外,排汗异常、排便费力、睡眠障碍、不宁腿综合征等也是 MSA 患者早期出现的特征性症状之一。颅脑 MRI 平扫上,T2 加权像上的壳核裂隙征,壳核萎缩、壳核后部低信号、脑桥十字征、小脑萎缩、小脑中脚高信号等都被认为是 MSA 的特征性影像学表现[2]。

基于自主神经功能障碍、帕金森综合征、小脑功能障碍和锥体束损害四种功能障碍的组合及其严重程度,将 MSA 分为"可能的"(possible)"很可能的"(probable)和"确诊的"(definite)三个等级。支持诊断的临床特征:①口面肌张力障碍;②不同程度的颈部前屈;③严重躯干前曲可伴比萨综合征(Pisa syndrome)(属躯干肌张力障碍的一种类型,躯干向身体一侧强直性弯曲,伴轻度后旋,缺乏其他伴随的肌张力障碍症状);④手或足挛缩;⑤吸气性喘鸣;⑥严重的发音困难(主要表现为发音的发展速度低于相应年龄水平,发音延迟或发音错误);⑦严重的构音障碍(主要表现为咬字不清、说话含糊、声响、音调、速度、节律异常和鼻音过重等言语听觉特性的改变);⑧新发或加重的打鼾;⑨手足冰冷;⑩强哭强笑;⑪肌阵挛样姿势性或动作性震颤。确诊标准是经脑组织尸检病理学证实在少突胶质细胞胞浆内存在以 α-突触核蛋白为主要成分的嗜酸性包涵体(glial cytoplasmic inclusions,GCIs),并伴有橄榄脑桥小脑萎缩或黑质纹状体变性[3]。

问题 3:对该患者的治疗方案是什么?

简述:MSA 在治疗方面尚无有效的治疗方法,主要以对症治疗为主。

讨论:多系统萎缩是一组中老年起病的神经系统变性疾病,病程进展较快,预后较差,目前无特异性治疗,以对症治疗为主。虽然 MSA 患者对左旋多巴反应较差,但目前对于 MSA-P 型患者还是考虑加用多巴胺能药物以控制锥体外系运动症状,在用药过程中应注意给药剂量并注意避免突然撤药引起的一系列不良反应。对于直立性低血压可以给予盐酸米多君和(或)屈昔多巴,小脑症状目前无有效的药物治疗。

随访和转归

患者出院后随访半年。出院后再次出现发热 1 次,应用物理降温后,体温逐渐降至正常,此后未再出现发热。患者运动迟缓、肢体活动不灵活及排尿障碍等临床表现,较前无明显改变。

病例小结

• 发热查因,除常见的感染、肿瘤和风湿免疫性疾病等病因外,需要根据患者病史及临床表现等不可忽视的细节入手。

• 多系统萎缩可损伤泌汗功能影响体温调节,引起体温升高,为发热的鉴别诊断之一。

参考文献

[1]翁心华,陈澍.原因不明发热的病因诊断与合理治疗[J].中华内科杂志,2003,42(4):269-270.

[2]吴瑢,王晓平.多系统萎缩诊断标准中国专家共识解读[J].西部医学.2019,31(6):828-830.

[3]中华医学会神经病学分会帕金森病及运动障碍学组,唐北沙,陈生弟,等.多系统萎缩诊断标准中国专家共识[J].中华老年医学杂志,2017,36(10):1055-1060.

作者:郝秋发、李登任;审核:胡昭;校对:赵翠萍

此起彼伏的发热
——青年女性伴有头痛、发热

关键词

发热;系统性红斑狼疮;静脉窦血栓形成;药物热

临床资料

患者女性,32 岁,主因"头痛伴发作性视物模糊 12 天、发热 9 天"于 2020 年 4 月 17 日入住神经外科。

患者入院前 12 天无明显诱因出现头痛,头痛较重时伴视物模糊数秒;入院前 9 天出现发热,体温最高 38.5 ℃,当地医院完善头部 CT 及 MRI 检查,诊断"右侧乳突炎",给予头孢类抗生素消炎及甘露醇脱水治疗,体温好转,但头痛症状未改善。1 天前就诊于我院急诊行 MRV 检查提示静脉窦血栓可能,收入神经外科病房。患者自发病以来,饮食睡眠一般,大小便正常,体重无明显减轻。

既往史:"偏头痛"病史 5 年,右枕部多发。20 余天前孕 19 周因"胎心消失"行药物引产术。否认家族性遗传病史。

入院查体:T 37.7 ℃,P 70 次/分,R 18 次/分,BP 124/79 mmHg。神志清,精神一般,自主体位,查体合作。皮肤黏膜正常。视力视野粗测正常,眼底粗测见视盘边界模糊。右侧乳突区压痛,心肺腹查体大致正常,余神经系统查体大致正常。

入院初步诊断:考虑颅内静脉窦血栓形成、右侧乳突炎待排。

入院后完善相关化验检查示:白细胞:$3.25×10^9$/L↓,血红蛋白:100 g/L↓,血小板计数:$82×10^9$/L↓,ESR:87 mm/h↑,CRP:11.6 mg/L↑。凝血系列:

APTT:55 s↑;D-二聚体:2.09 mg/L↑。血生化大致正常,PCT 阴性。腰穿示脑脊液无色透明,压力 260 mmH$_2$O,脑脊液白细胞、蛋白轻度升高,脑脊液培养示咽峡炎链球菌。

进一步影像学检查:①2020 年 4 月 16 日脑 MRV 示:右侧横窦、乙状窦未见显示,左侧乙状窦不连续,静脉窦血栓可能(见图 1A);②2020 年 4 月 19 日脑 MRI 示符合右侧颈静脉、乙状窦、横窦静脉窦血栓形成;右侧颅板下方异常信号(见图 1B),考虑少许硬膜下积血,不排除合并感染性病变;部分空泡蝶鞍;右侧中耳乳突炎(见图 1C)。

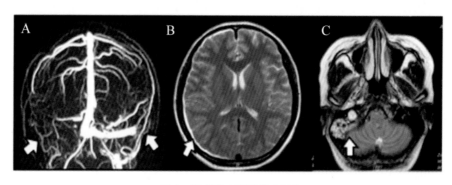

图 1　患者脑 MRV 及 MRI

A:MRV 示右侧横窦、乙状窦未见显示,左侧乙状窦不连续,静脉窦血栓可能;B:MRI 平扫示颅板下方异常信号;C:MRI 平扫右侧中耳乳突炎。

患者入院后仍有反复高热,体温最高 39 ℃,结合入院后检查考虑颅内静脉窦血栓形成,颅内感染待排,右侧乳突炎,经替硝唑、万古霉素抗感染,低分子肝素抗凝,甘露醇脱水降颅压、左乙拉西坦抗癫痫等治疗,患者体温逐步好转波动于 37 ℃左右。患者 4 月 20 日复查血常规:白细胞:2.36×10^9/L↓,血红蛋白:95 g/L↓,血小板计数:79×10^9/L↓,仍为全血细胞减少,完善风湿全套:抗核抗体 1:1000 核颗粒型阳性/1:100 胞浆型阳性,抗 u1RNP、Sm、SSA、M2、AnuA、ds-DNA 抗体明显升高,β2GPI-IgM 26.5 AU/mL↑,ACA-IgG:26.6 GPLU/mL↑,补体 C3:0.74 g/L↓。考虑系统性红斑狼疮、抗磷脂综合征,转入风湿科进一步诊治。患者 4 月 24 日再次出现高热,体温最高 39 ℃,复查感染指标及脑脊液培养正常,考虑感染因素不是发热主要原因,狼疮热可能性大,给予加用甲强龙 80 mg(1 次/天)治疗,体温降至正常。次日再次出现发热,考虑需警惕药物热,复查脑脊液常规及培养阴性,遂停用抗生素,2 日后患者体温逐渐恢复正常(见图 2)。

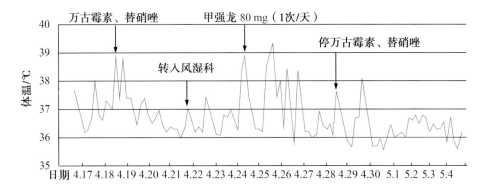

图 2　患者诊疗经过

问题思考

问题 1:颅内静脉窦血栓(Cerebral Venous and Sinus Thrombosis,CVST)形成的原因是什么?

简述:CVST 形成的原因有高凝状态、感染、自身免疫性疾病、肿瘤、血液病、药物、物理因素等[1,2]。

讨论:

(1)遗传性及获得性高凝状态

遗传性高凝状态与抗凝血酶缺乏、蛋白 C 和蛋白 S 缺乏、V 因子突变、凝血酶原突变等有关;获得性高凝状态与怀孕、产褥期、抗磷脂综合征、肾病综合征等相关。本例患者为引产术后 1 周左右出现症状,考虑与怀孕及产褥期密切相关;另外患者 ACA、β2GPI 抗体阳性,考虑同时合并抗磷脂综合征(Antiphospholipid Syndrome,APS)。

(2)感染

CVST 多继发于眼眶、面部、乳突、鼻窦、颅内感染或败血症,易引起海绵窦及乙状窦血栓形成。患者乳突区压痛,MRI 示右侧乳突炎;同时脑脊液培养示咽峡炎链球菌,虽脑脊液白细胞仅轻度升高,但仍需警惕颅内感染可能。

(3)自身免疫性疾病

自身免疫性疾病,如系统性红斑狼疮(Systemic Lupus Erythematosus,SLE)、血管炎、炎性肠病等都可导致 CVST 产生。患者目前存在发热、流产、全血细胞减少、多项风湿指标异常,SLE、APS 诊断明确,为患者出现 CVST 主要因素之一。

（4）肿瘤、血液病

肿瘤、血液病，如神经系统肿瘤、全身恶性肿瘤、红细胞增多症、血栓性血小板减少性紫癜、阵发性夜间血红蛋白尿等疾病等。患者目前临床表现及辅助检查暂不支持存在肿瘤及血液系统疾病。

（5）药物

药物，如口服避孕药、雄激素、锂剂、类固醇、静注人免疫球蛋白等。患者发病前应用米非司酮及米索前列醇片行药物引产术，而米非司酮为孕激素受体拮抗剂，是避孕药的一种，为 CVST 发生的另一诱因。而因大剂量静注人免疫球蛋白会加重血栓，因此本例患者未应用丙球治疗 SLE。

（6）物理因素

物理因素，如头外伤、神经外科手术、颈静脉插管、脑静脉窦损伤、脱水等因素。患者目前无相关病史，暂不考虑。

综合上述分析，本患者 CVST 形成与药物引产、产褥期、SLE、APS 及感染等多种因素相关。

问题 2：患者反复发热的鉴别诊断考虑什么？

简述：患者反复发热鉴别诊断可考虑急性感染性发热、风湿性疾病、变态反应性疾病、血液病及恶性肿瘤、组织坏死与血液吸收、代谢紊乱等[3]。

讨论：

（1）感染性发热

急性感染性发热起病急，热度一般较高，多伴寒战、畏寒、头痛等症状，包括病毒、细菌、真菌、非典型病原体、寄生虫等。本患者头痛伴反复高热，乳突区压痛，MRI 示右侧中耳乳突炎，考虑存在中耳乳突炎；同时虽脑脊液白细胞仅轻度升高，但脑脊液培养示咽峡炎链球菌，颅脑 MRI 示右侧颅板下方异常信号，不排除合并感染性病变，仍需警惕颅内感染。需再次复查腰穿并完善颅脑增强 MRI 明确颅内情况。患者应用万古霉素及替硝唑抗感染治疗后体温明显下降，考虑初期存在感染且治疗有效，但后期再次出现高热需警惕其他原因。

（2）风湿性疾病

风湿性疾病早期可仅以发热为突出表现。患者为育龄期女性，存在流产、全血细胞减少、多项风湿指标异常，目前 SLE、APS 诊断明确。虽抗感染治疗后体温下降但仍波动于 37 ℃左右，且后期再次出现高热，需考虑狼疮疾病活动所致高热。

（3）变态反应性疾病

变态反应性疾病，如药物热、血清病等也可引起高热。药物热是机体对药物的一种超敏反应。患者往往先有感染，在给药 7～10 天后出现发热，多为低热或中等发热，也可表现为高热，一般在停药后 48 h 内热退。本患者第二次发热不除外药物热可能，因此在感染控制后停用抗生素，后体温逐步恢复正常。

血液病及恶性肿瘤、组织坏死与血液吸收、代谢紊乱、热射病等情况也可引起高热，但患者无上述病史，暂不考虑。

问题 3：对该患者的处理和治疗方案是什么，预后怎样？

简述：患者目前诊断：SLE，APS，CVST，乳突炎，颅内感染待排。

患者后期完善颅内增强提示右侧颅板下方异常信号，硬膜增厚改变，考虑炎性病变，除外出血。复查血常规，血小板恢复正常。给予患者低分子肝素过渡至华法林抗凝、甘露醇降颅压、万古霉素、甲硝唑抗感染，左乙拉西坦预防癫痫等对症支持治疗。患者静脉窦血栓合并可疑颅内感染，丙球、激素、免疫抑制剂需谨慎应用。患者复查腰穿脑脊液常规大致正常，但仍有反复发热，考虑不除外 SLE 病情活动，加用甲强龙 80 mg，每天一次。患者体温一度正常，次日再次发热，4 月 28 日脑脊液培养阴性，考虑本次发热药物热不除外，于是停用万古霉素、替硝唑，患者体温逐步恢复正常。

讨论：CVST 是一种相对少见的脑血管疾病，在脑血管病中占 0.5%～1%[4]，年发病率为(1～2)/100 万人。最常见表现为头痛。常由外伤、感染、肿瘤、凝血机制异常等因素引起，血栓阻塞静脉窦造成静脉血回流不畅，可使颅内静脉和毛细血管的压力增加，继而导致脑水肿、颅高压、癫痫和脑出血等并发症，严重时可危及生命。

CVST 在 SLE 中的发病率较低。文献中首例 SLE 合并 CVST 患者是 1975 年由吉普森(Gibson)尸检时发现[5]。研究显示，CVST 中发现 SLE 的比例约为 1.3%[6]。SLE 患者的 CVST 发病率约为 0.37%[7]。

SLE 患者发生 CVST 的发病机制不明，可能为多因素共同导致[8]：①SLE 病理基础——血管炎所致内皮细胞损伤；②抗磷脂抗体或狼疮抗凝物的存在；③SLE并发症，如狼疮肾炎所致肾病综合征引起的高凝倾向和全身病情活动所致的慢性炎性状态；④激素和免疫抑制剂的使用导致易发感染，中耳、面部皮肤或颅内感染都可导致 CVST。

CVST 的治疗包括对症治疗、病因治疗、血管再通治疗和并发症处理等多个方面[1]。对症支持治疗包括积极控制狼疮原发病、抗感染治疗、抗凝治疗、脱水降颅内压、保护视神经等，可尝试溶栓及血管内治疗。抗凝治疗被提议作为CVST 的基础治疗，本例患者在治疗初期存在血小板减少、颅内出血待排等情况,因此抗凝治疗比较谨慎。而对于糖皮质激素而言,除非基础疾病治疗需要,常规使用糖皮质激素治疗 CVST 并无益处,但对于有 SLE 合并 CVST 者,依然推荐糖皮质激素的应用。

随访和转归

经过治疗,患者头痛缓解、未再出现发热。5 月 2 日复查脑 MRI 与 MRV,示右侧颈静脉、乙状窦、横窦、左侧乙状窦静脉窦血栓形成,较前片范围缩小;右侧颅板下方异常信号,考虑感染性病变,较前片范围缩小。患者激素逐渐减量,并加用硫唑嘌呤治疗原发病。患者出院后规律门诊复诊,目前口服泼尼松 5 mg(1 次/天),硫唑嘌呤 50 mg(2 次/天),华法林 4.5 mg(1 次/天),目前血常规、血沉、CRP 均正常,PT-INR 波动于 2.0～2.5。

病例小结

• 发热的鉴别诊断极为重要,需结合患者症状体征、辅助检查及病程综合分析。本例患者历经感染性发热、狼疮热、药物热等多种发热,经系统治疗后病情好转。

• CVST 是 SLE 罕见而严重的并发症之一。应及时识别,尽快完善脑脊液和 MRV 检查,做到早期诊断和治疗。经过积极的治疗,大部分患者预后良好,但仍有部分患者预后较差,需得到临床医生重视。

参考文献

[1]中华医学会神经病学分会,中华医学会神经病学分会脑血管病学组.中国颅内静脉血栓形成诊断和治疗指南 2019[J].中华神经科杂志,2020,53(9):648-663.

[2]静脉和静脉窦血栓形成诊治的多中心专家共识组.颅内静脉和静脉窦血栓形成诊治的中国专家共识[J].中华内科杂志,2013,52(12):1088-1091.

[3]胡品津,谢灿茂.内科疾病鉴别诊断学[M].北京:人民卫生出版社,2014:12-13.

[4] AL HASHMI K, AL WAHAIBI K, AL-KHABORI M, et al. Characteristics and Outcomes of Patients with Cerebral Venous Sinus Thrombosis[J]. Oman Med J,2019,34(5):434-437.

[5]GIBSON T,MYERS A R. Nervous system involvement in systemic

lupus erythematosus[J]. Ann Rheum Dis,1975,35(5):398-406.

[6]DUMAN T,DEMIRCI S,ULUDUZ D,et al. Cerebral Venous Sinus Thrombosis as a Rare Complication of Systemic Lupus Erythematosus: Subgroup Analysis of the VENOST Study[J]. J Stroke Cerebrovasc Dis,2019, 28(12):104372.

[7]CHANDRA T,TILSTRA JS. Cerebral venous sinus thrombosis as the initial presentation of systemic lupus erythematosus[J]. Lupus,2020,29(2): 213-215.

[8] DARMAWAN G,HAMIJOYO L,OEHADIAN A,et al. Cerebral Venous Sinus Thrombosis in Systemic Lupus Erythematosus[J]. Acta Med Indones,2018,50(4):343-345.

作者:杨帆、张婷;审阅:潘正论;校对:姚桂华

"小感染"发现"大问题"
——4 岁女童,伴有肛周感染和发热

关键词

周期性粒细胞减少症;ELAND 基因;感染

临床资料

患儿,女,4 岁,因"肛周疼痛 4 天,发热 3 天"于 2019 年 6 月 11 日第一次入院。又因"头皮脓肿半月余,发热 6 天"于 2019 年 7 月 19 日第二次入院。

第一次入院:患儿于入院前 4 天无明显诱因出现持续性肛周疼痛,具体性质描述不清,未予特殊处理,后疼痛逐渐加重。入院前 3 天患儿出现发热,体温最高 40.2 ℃,肛周疼痛加重,当地医院行肛周超声示:于肛周 9 点钟方位见 0.9 cm×0.7 cm 皮下低回声区,界欠清,考虑炎性改变。为求进一步治疗来我院就诊。患儿自起病以来饮食一般,睡眠可,大便偏稀,小便正常,体重无明显变化。

既往史:患儿生后 50 天曾因"化脓性淋巴结炎"于当地医院行局部淋巴结切开引流及抗感染治疗;6 月龄有"会阴部脓肿"病史,于当地医院抗感染治疗;1 岁左右有多次呼吸道感染病史。患儿 8 月龄开始萌牙,2 岁半乳牙出齐,自出牙起反复牙龈红肿增生,3 岁左右开始脱牙,目前乳牙已全部脱落。无传染病史及传染病接触史,预防接种按计划进行,父母体健,无家族疾病史。

体格检查:T 38.2 ℃;P 102 次/分;R 26 次/分;BP 88/54 mmHg。神志清,精神一般,发育可,营养一般。轻度贫血貌,全身皮肤黏膜略苍白,口唇苍白。全身浅表淋巴结未触及肿大。牙齿全部脱落。咽部充血,双侧扁桃体Ⅰ度大。颈软,气管居中。双肺呼吸音粗,未闻及啰音。心音有力,律齐,各瓣膜听诊区未闻

及杂音。腹软,脐周轻压痛,肝脾肋下未及。肛周9点钟方向可触及一肿物,大小约1.0 cm×1.0 cm,有波动感,局部皮肤颜色发红,皮温高,有明显触痛。四肢肌力、肌张力正常,脊柱自然弯曲,活动度可,病理征阴性,脑膜刺激征阴性。

初步诊断:①肛周脓肿;②贫血(中度)。

肛周脓肿多见于1岁以下免疫力较低的小婴儿或新生儿,该患儿现已4周岁,无其他基础疾病,本次起病前无明显诱因。既往有多次感染史及贫血等表现。反复感染的背后一定不简单,带着这样的疑惑,我们展开进一步的临床诊疗工作,完善相关辅助检查,抽丝剥茧,寻找真凶。

入院后完善相关辅助检查。血常规:WBC 9.33×10⁹/L,中性粒细胞百分比(NEU%)2.30% ↓;中性粒细胞(NEU)0.21×10⁹/L ↓;RBC 3.48×10¹²/L;Hb 88.00 g/L↓;红细胞比容(HCT)26.70%↓↓;平均红细胞比容(MCV)76.70 fL↓;PLT 405.00×10⁹/L↑;CRP 212.01 mg/L,PCT 9.9 ng/mL,ESR 96mm/h。外周淋巴细胞计数及形态正常。尿常规、大便常规、血生化、电解质、TORCH、传染病系列、呼吸道病原抗体、体液免疫、补体、淋巴细胞亚群均大致正常。胸片及肝胆胰脾肾超声未见明显异常。

入院后给予患儿头孢哌酮舒巴坦联合甲硝唑抗感染,局部肛周脓肿切开引流治疗。入院3天后,患儿体温逐渐恢复正常,肛周肿痛明显缓解。入院6天后复查血常规:WBC 5.66×10⁹/L;NEU% 20.70%;NEU 1.17×10⁹/L;RBC 3.37×10¹²/L;Hb 85.00 g/L↓;PLT 405.00×10⁹/L;CRP 12.17 mg/L,血中性粒细胞计数较前有所上升,炎症指标较前下降。

反复感染是该患儿最突出的临床表现,深层次的原因可能有:血液系统疾病、原发性免疫缺陷性疾病、肿瘤等。①血液系统疾病:患者感染治疗前后的中性粒细胞低、贫血,需鉴别血液系统疾病,建议完善骨髓穿刺检查,家属拒绝。②反复感染、外周血中性粒细胞减少,还需考虑到先天性中性粒细胞减少(severe congenital neutropenia,SCN)或周期性粒细胞减少症(cycle neutropenia,CyN)等与粒细胞异常有关的原发性免疫缺陷病,需完善基因检测。③肿瘤:儿童肿瘤的恶性程度较高,病程较短,患儿病史已4年,肿瘤的可能性很小。患儿经抗感染治疗后改善,患者家属拒绝进一步完善骨髓穿刺及基因检查,自动出院。

第二次入院:距上次出院1个月后,患儿于2019年7月19日因"头皮脓肿半月余,发热6天"再次入院。入院后完善血常规:WBC 5.52×10⁹/L,NEU% 2.6%,NEU 0.15×10⁹/L,RBC 3.4×10¹²/L,Hb 87 g/L,PLT 503×10⁹/L,CRP 173.16 mg/L。血常规结果再次提示中性粒细胞缺乏。经过进一步详细询问病史,家属诉患儿每次出现感染症状时查血常规均提示中性粒细胞较低,均抗感染治疗,应用抗生素治疗 3～5 d 后患儿症状即好转。因此,结合患儿反复感染、外周血中性粒细胞减低的病史及实验室检查结果,考虑粒细胞异常有关的原发性免疫缺陷病的可能性大。建议基因检查。

基因检测:由北京金准基因检验所完成全外显基因检测。基因测序检测结果:*ELANE* 基因外显子区域发现的一处杂合突变 c.356T＞A,导致氨基酸改变 p.v119E(缬氨酸＞谷氨酸)(见图 1)。*ELANE* 基因报道与周期性粒细胞减少症、严重先天性中性白细胞减少症 1 型相关。报道为常染色体显性遗传(AD),理论上有一条染色体发生致病性突变即可致病。此杂合突变其父母均未携带。根据《美国医学遗传学与基因组学学会(ACMG)遗传变异分类标准与指南》,该变异可评级为疑似致病性变异(Likely pathogenic)。

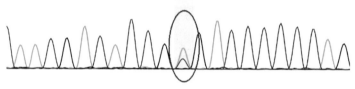

患儿标本的 *ELANE* 基因外显子区域 chr19:853393 的杂合突变 c.356T＞A

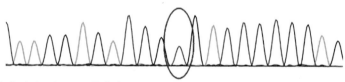

患儿父亲 chr19:853393 无突变

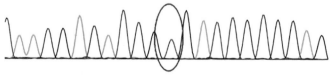

患儿母亲 chr19:853393 无突变

图 1　基因测序检测

66

问题思考

问题 1：反复感染的鉴别诊断考虑什么？

简述：儿童反复感染需要与原发性免疫缺陷性疾病、血液系统疾病、肿瘤等相鉴别。

讨论：

（1）原发性免疫缺陷性疾病

原发性免疫缺陷性疾病是指由先天性原因所导致的免疫细胞和免疫分子发生缺陷而引起的免疫反应缺如或功能低下，造成患儿抗感染功能低下、反复感染的一组临床综合征。国际免疫学会联盟将原发性免疫缺陷病分为：联合免疫缺陷、抗体为主的免疫缺陷、吞噬细胞数目/功能或两者兼有的缺陷、免疫调节缺陷、固有免疫缺陷等八类。该患儿自 50 天起出现化脓性淋巴结炎、化脓性扁桃体炎、会阴脓肿、肛周脓肿、上呼吸道感染等全身多部位反复感染的表现，既往多次查血常规提示中性粒细胞数目低，高度怀疑该患儿存在与中性粒细胞数目减少或功能障碍相关的原发性免疫缺陷病，如 CyN、白细胞黏附分子障碍（LAD）等，完善与原发性免疫缺陷相关的基因检测，最终明确诊断。

（2）血液系统疾病

血液系统疾病，常见的如白血病、再生障碍性贫血等，多表现为一系或多系的血细胞计数异常增多或减少，行骨髓穿刺细胞学、基因检查等可协助诊断。该患儿多次查血常规提示中性粒细胞数目偏低、血红蛋白偏低，有与之相符之处，但血液系统疾病通常起病较急，临床症状逐渐加重，该患儿病程相对较长，病情呈反复发作性，遂不考虑该病。

（3）肿瘤

部分肿瘤患儿疾病晚期可出现继发性免疫力低下引起的反复感染，但儿童肿瘤的恶性程度通常较高，病程相对较短，本患儿病程已 4 年，且抗感染治疗有效，暂不考虑肿瘤。

（4）遗传代谢疾病

该患儿因反复牙龈感染导致乳牙早脱，还应注意鉴别遗传代谢疾病，如低碱性磷酸酶血症等；该病是种罕见的遗传性全身系统疾病，主要特征为骨骼和牙齿矿化不全，血清及组织中碱性磷酸酶活性降低，临床表现差别较大，轻者仅表现为牙齿早脱，与本患儿牙齿早脱的临床表现相符，但该病无反复感染表现，遂不考虑该病。

问题 2:该患儿最可能的诊断是什么?

简述:该患儿自生后即出现累及全身多部位的反复感染,发病期间多次查血常规提示外周血粒细胞数目减少,并伴有轻度贫血、乳牙早脱等特点,基因测序检测结果提示:*ELANE* 基因外显子区域发现的一处疑似致病性杂合突变。

ELANE 基因相关的中性粒细胞减少包括 SCN 和 CyN。SCN 表现为出生或出生后不久即出现的严重感染,中性粒细胞计数绝对值长期低于 $0.5 \times 10^9/L$,症状较重。本患儿起病相对较晚,感染较轻,中性粒细胞数目非持续性的严重减少,因此考虑该患儿为 CyN 诊断明确。

讨论:CyN 是一组以外周血中性粒细胞周期性的减少为特点的慢性粒细胞减少症,属于先天性粒细胞减少症(congenital neutropenia,CN)的范畴,发生率为(1~6)/100 万[1]。CyN 多数为婴儿时期发病,亦有少数患儿可至成年才发病,主要临床表现为反复发作的中性粒细胞减少、发热、口腔溃疡、牙龈炎、咽炎、扁桃体炎、皮肤感染和淋巴结肿大等,而严重的感染较为少见[2]。目前已有的文献报道 *ELANE*、*CSF3R*、*HAX1*、*WAS*、*G6PC3* 等基因突变均可导致粒细胞减少,但最常见的致病基因是位于第 19 号染色体上的 *ELANE* 基因[3]。该病发作呈周期性,时间间隔 15~35 d,平均 21 d,中性粒细胞减少每个周期至少连续 3~5 d,能够自行恢复正常,恢复期患儿可无相关症状,其相关血液学变化可大致正常,但粒细胞数值可能仍略低于常人[4]。

ELANE 基因突变最早发现于 CyN 患者,之后在 SCN 患者中也有报道,呈常染色体显性遗传、常染色体隐性遗传或散发性,以点突变居多,目前已发现超过 100 个突变位点,散布于组成该基因的 5 个外显子区域,此外还有插入突变、移码突变、无义突变、剪切位点突变、转录起始位点变异以及 5' 端增强子区域变异,本例患儿检测到的新发突变位于该基因的外显子区域。*ELANE* 基因突变导致 CyN 的分子机制还未完全定论,它编码 NE 弹性蛋白酶,而这种蛋白酶是炎性细胞分泌的一种炎症因子,在炎症过程中起着重要的作用,当机体进行免疫反应时,中性粒细胞就会释放出弹性蛋白酶,而这种酶会通过修饰某些细胞和蛋白质的功能来对抗感染[5]。有部分学者提出了抑制假说,解释了 CyN 的发病机制,认为 ELANE 突变在中性粒细胞生成调控过程中产生了负反馈,从而对中性粒细胞增殖分化产生周期性损伤,并运用数学模型阐述了 CyN 21 天的周期性,从而为该假说提供了依据[6]。SCN 和 CyN 的诊断都是基于连续中性粒细胞监测和临床表现,最根本的区别是血中性粒细胞计数和临床表现在 CyN 中是有规律的呈周期变化的。在基因层面,CyN 的突变在 *ELANE* 外显子 4 和 5 以及内含

子 4 更为多见,而 SCN 的突变在该基因分布更广泛[7]。

当患者出现典型的反复感染并合并存在周期性粒细胞减少时,CyN 的诊断相对容易,但有报道显示在部分患病个体中,外周血中性粒细胞计数无明显周期性变化,另有部分患儿有一段无症状的过程[8],因此会给诊断带来困难。本患儿主要是反复出现发热,伴肛周脓肿、牙龈炎、化脓性淋巴结炎等,且发病期间外周血粒细胞数目较低,与文献报道相符。临床上针对一些自幼出现的全身多部位反复感染、外周血粒细胞数目减低以及不明原因的乳牙早脱的患儿,应考虑到患儿存在先天性免疫缺陷疾病,如粒细胞缺乏症的可能,可完善基因检测协助诊断。

问题 3：对该病的治疗方案是什么？

简述：由于周期性的缺乏中性粒细胞,CyN 儿童容易反复感染,偶尔严重感染危及生命。因此,定期监测血常规,及时预防和控制感染,以及粒细胞集落刺激因子(Granulocyte Colony Stimulating Factor,G-CSF)等治疗对控制疾病非常重要。

讨论：国内外的报道和研究均显示 G-CSF 是一种相对安全、有效的治疗方法,可成功预防 CyN 患者的感染,改善患者生活质量[9]。G-CSF 来源于单核-吞噬细胞系统及 T 淋巴系统,可诱导中性粒细胞的分化,降低中性粒细胞的减少程度,缩短中性粒细胞缺乏时间。G-CSF 可增强中性粒细胞及单核巨噬细胞的吞噬、杀菌作用,从而降低患者的感染概率,延长寿命,是临床治疗 CyN 的首选药物。G-CSF 起始剂量推荐每天 5 $\mu g/kg$ 皮下注射,若疗效不佳,可增加剂量至每天 10 $\mu g/kg$。G-CSF 治疗具有很大的异质性,需根据临床疗效及患者中性粒细胞数目调整用药剂量,维持患者中性粒细胞大于 $1.0 \times 10^9/L$[10]。国外一项研究针对近 3000 名 CyN 患者开展长达数年的 G-CSF 疗效追踪,发现在维持每周至少 2~3 次 G-CSF 注射数十年的患者中,没有其他如急性白血病等血液病并发症,也未发现其他系统明显的临床并发症[8]。对于有匹配的供体的患者,尤其是 G-CSF 早期治疗不敏感者,造血干细胞移植(HSCT)可能是首选的治疗方案。HSCT 是对高剂量 G-CSF 难治性或恶性转化的 CyN 患者的有效替代疗法[11]。除此之外,其他不确定疗效的方法还包括糖皮质激素、雄性激素、免疫球蛋白和血浆置换等。

总之,现阶段 G-CSF 仍是 CyN 的首选药,对 G-CSF 治疗无反应者首选造血干细胞移植。造血干细胞移植在 CyN 治疗中初步显示出较良好的应用前景。其他的治疗方案,如药物靶向治疗等虽有部分报道提示有良好治疗前景,但确切疗效仍需进一步研究。

随访和转归

患儿出院后随访半年，患儿后续于外院应用 G-CSF 治疗，剂量为 2 μg/(kg·d)皮下注射，每周 2～3 次，治疗效果较为良好，多次复查血常规，中性粒细胞数目均大于 $1.17 \times 10^9/L$，半年内未出现明显感染症状，体重较前增长满意，现患儿已正常入幼儿园，恢复良好。

病例小结

· 临床上，对 CyN 的诊断和治疗尚不完善，有些患儿在发病的早期未能得到及时有效的治疗，或因误诊为血液系统疾病而反复进行骨髓穿刺等有创操作，给患儿及家属造成沉重的心理负担。因此，临床上面对一些原因不明的发热、自幼即出现的反复感染、中性粒细胞数目减少的患儿，应警惕该病的可能性，建议常规完善基因筛查协助诊断。

参考文献

[1]廖洋,陈建斌,杨泽松.周期性中性粒细胞减少症1例分析[J].中国误诊学杂志,2008,8(16):3997-3998.

[2]BOO Y J,NAM M H,LEE E H. Cyclic neutropenia with a novel gene mutation presenting with a necrotizing soft tissue infection and severe sepsis: case report[J]. BMC Pediatr,2015,15(34):120-122.

[3]胡亚美,江载芳.诸福棠实用儿科学[M].7版.北京:人民卫生出版社,2013:1787.

[4]陈思思,杨志亮,孙桂莲.周期性中性粒细胞减少症1例并文献复习[J].中国实用儿科杂志,2018,5(33):370-372.

[5]SUN Z,YANG P. Role of imbalance between neutrophil elastase and alpha 1-antitrypsin in cancer development and progression[J]. Lancet Oncol,2004,5,(3):182-190.

[6]SALIPANT S J,ROJAS M E,KORKMAZ B. Contributions to neutropenia from PFAAP5 (N4BP2L2), a novel protein mediating transcriptional repressor cooperation between Gfi1 and neutrophil elastase[J]. Mol Cell Biol,2009,29(16):4394-4405.

[7]DALE D C,MACKEY M C. Understanding, treating and avoiding

hematological disease：Better medicine through mathematics？〔J〕. Bull Math Biol,2015,77(5):739-757.

[8]MOLINEUX G. The design and development of pegfilgrastim (PEG-rmetHuG-CSF,Neulasta)[J]. Curr Pharm Des,2004,10(11):1235-1244.

[9]HAMMOND W P 4th,PRICE T H,SOUZA L M,et al. Treatment of cyclic neutropenia with granulocyte colony-stimulating factor〔J〕. N Engl J Med,1989,320(20):1306-1311.

[10]苏霞丽,陈建斌.先天性粒细胞减少症的研究进展[J].现代医药卫生,2016,32(15):2345-2348.

[11]DALE D C,BONILLA M A,DAVIS M W. A randomized controlled phase Ⅲ trial of recombinant human granulocyte colony－stimulating factor (filgrastim) for treatment of severe chronic neutropenia〔J〕. Blood,1993,81:2496-2950.

作者：邹向云；审核：黄启坤；校对：李玲

非一般的肾衰竭
——青年男性伴有高血压、肾功能不全

关键词

恶性高血压；肾功能衰竭；溶血尿毒症综合征

临床资料

患者，男性，32 岁，因"头痛半年，发现血压高、肾功能异常 1 天"于 2015 年 5 月 8 日入院。

患者半年前无明显诱因出现头痛，呈搏动性，约 1 周发作一次，每次持续 10 ～15 min，经休息后可自行缓解，无恶心、呕吐，无视物模糊，未在意、未治疗。20 天前患者再次出现头痛，伴有视物模糊、乏力、食欲减退、恶心、呕吐，每天均发作，自服中药治疗（具体不详），头痛症状无明显缓解，多于凌晨发作，晨起后好转。1 天前患者再次发作头痛，持续不缓解，无头晕，伴有恶心，呕吐胃内容物，于我院神经内科就诊，测血压示 201/120 mmHg，遂于急诊留观。化验显示血常规：RBC 2.72×10^{12}/L，Hb 81 g /L，PLT 50×10^{9}/L，CRP 19.52 mg/L。肝肾功：TBIL 53.8 μmol/L，DBIL 12.4 μmol/L，IBIL 41.4 μmol/L，同型半胱氨酸（HCY）29.89 μmol/L，三酰甘油（TG）1.95 mmol/L，低密度脂蛋白胆固醇（LDL-C）3.41 mmol/L，BUN 17.86 mmol/L，Cr 456 μmol/L，UA 520 μmol/L，LDH 1446 U/L，为求进一步治疗收住泌尿内科。患者自发病以来，食欲、睡眠欠佳，近 1 个月小便泡沫增多，尿量、尿色正常。大便 2～3 天一次，偶有干结。体重较前减轻约 5 kg。

否认既往"高血压""糖尿病""冠心病"病史，否认"肝炎""结核"等传染病病

史。无重大外伤史,无输血史,无药物及食物过敏史,预防接种随当地进行。生于山东省潍坊市、在山东省潍坊市长大,无长期外地居住史,既往吸烟史 7 年余,每日吸 3 支,少量饮酒。无工业毒物、粉尘、放射性物质接触史,无疫水、疫源接触史。29 岁结婚,配偶体健,育有 1 子,健康。父亲患有高血压及糖尿病,母亲体健,无家族遗传倾向的疾病。

入院后查体:T 36.8 ℃;P 101 次/分;R 16 次/分;BP 201/138 mmHg;发育正常,营养中等,神志清楚,精神正常。皮肤、黏膜颜色轻度黄染,巩膜有轻度黄染。心肺腹查体未见明显异常。双肾区叩痛阴性,双下肢无水肿。神经科查体未见异常。

化验室高血压系列:肾素 148.31 pg/mL,皮质醇 28.42 μg/dL。针对异常化验进一步复查,化验结果显示血常规:RBC 2.41×10¹²/L;Hb 72.00 g/L;MCV 84.8 fL,红细胞平均血红蛋白量(MCH)30 pg,红细胞平均血红蛋白浓度(MCHC) 354 g/L,PLT 64.00 ×10⁹/L;肝肾功:总蛋白(TP)56.1 g/L,ALB 34.5 g /L, TBIL 29.2 μmol/L,DBIL 8.6 μmol / L,IBIL 20.6 μmol/L,BUN 17.01 mmol/L, Cr 557 μmol/L, UA 507 μmol /L, TG 1.72 mmol/ L,LDH 1027 U/L, K 3.14 mmol/L;甲状旁腺激素(PTH)107.70 pg/mL;NT-proBNP 2476.84 pg/mL。肾小管功能四项:尿微量白蛋白 1240.00 mg/L,尿免疫球蛋白 G 134.00 mg/L,尿液 α1 微球蛋白 127.00 mg/L,尿 β2 微球蛋白 53.70 mg/L;其他:体液免疫: C3 0.83 g/L,其余正常。风湿全套、ANCA、血尿轻链、免疫固定电泳、男性肿瘤标记物无异常。动态血压:全天血压平均值 175/118 mmHg,白天血压平均值 177/120 mmHg,夜间血压平均值 168/110 mmHg,最高收缩压(SYS)223 mmHg、最低 SYS 131 mmHg,最高舒张压(DIA)161 mmHg、最低 DIA 87 mmHg。头胸腹部 CT:脑桥密度减低,大枕大池,双侧胸腔积液,腹部未见异常。颅脑磁共振:脑内多发缺血变性灶,右侧枕叶陈旧性微出血灶,副鼻窦炎(见图 1)。

初步诊断:肾衰竭;高血压(3 级,很高危)。

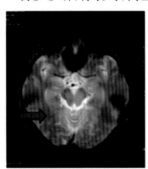 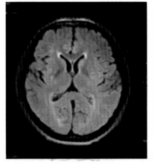 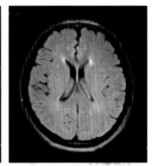

图 1　颅脑磁共振结果

问题思考

问题 1：肾衰竭的鉴别诊断是什么？

简述：肾衰竭的鉴别诊断包括急性肾衰竭、慢性肾衰竭。

讨论：

（1）急性肾衰竭

急性肾衰竭是一组以肾小球滤过率迅速下降为特点的临床综合征。按病因分为肾前性、肾性、肾后性。肾前性急性肾衰的原因包括：①血容量的不足：肝肾综合征，呕吐，腹泻，大出血；②心排量降低：心衰；③全身血管扩张；④肾动脉收缩；⑤肾自主调节反应受损。肾性急性肾衰竭按照损伤部位可以分为：①小管性（约占75%）：多由肾缺血、肾中毒导致；②间质性（约占9%）：包括感染、药物等原因导致的；③血管性：包括肾脏大血管疾病、肾微血管疾病；④小球性：急进性肾炎或重症急性肾炎。肾后性肾衰竭原因包括肾外梗阻及肾内梗阻。

（2）慢性肾衰竭

慢性肾衰竭是指慢性肾脏病引起的 GFR 下降及与此相关的代谢紊乱和临床症状组成的综合征，患者多有贫血、钙磷代谢异常等。

综合患者病史及辅助检查，考虑患者肾性急性肾衰竭可能性大，支持点如下：①病史短；②双肾大小正常；③无慢性肾脏病病史；④肾功能短时间减退；⑤钙磷代谢无异常；⑥无肾前性因素；⑦影像学无梗阻证据。但患者以下几点又不能除外慢性肾衰竭的诊断：①超声示双肾弥漫性肾损害；②PTH 偏高；③贫血严重。

问题 2：患者贫血的原因是什么？

简述：考虑患者存在微血管病性溶血性贫血。

讨论：贫血按细胞形态可分为正细胞贫血、大细胞贫血、单纯小细胞贫血、小细胞低色素贫血。

该患者血红蛋白下降快，与肾衰竭程度不一致，不能单用肾性贫血来解释。患者 MCV、MCH、MCHC 正常，属于正细胞贫血。询问病史患者无失血证据，除外急性失血；患者进一步完善检查：网织红↑、LDH↑、间接胆红素↑，考虑溶血性贫血；进一步完善抗人球蛋白试验（Coomb's 试验）阴性，除外自身免疫性溶血；外周血涂片破碎红细胞 2%，考虑患者存在微血管病性溶血性贫血。该患者微血管病性溶血性贫血、血小板减少、肾衰竭符合溶血尿毒症综合征的临床表现。

问题 3：该患者属于哪种溶血尿毒症综合征分型，其病因是什么？

简述：考虑该患者为非典型 HUS（Atypical hemolytic uremic syndrome，

aHUS)，该患者溶血尿毒症综合征考虑与恶性高血压有关。

讨论：溶血尿毒症综合征(hemolytic uremic syndrome，HUS)是多种病因引起血管内溶血的微血管病，以微血管内血栓形成伴相应器官受累为表现的一组临床综合征，属血栓性微血管病(thrombotic microangiopathy，TMA)。经典的TMA包括血栓性血小板减少性紫癜(thrombocytopenic purpura，TTP)、溶血尿毒症综合征(HUS)。

微血管性溶血性贫血、急性肾衰竭和血小板减少是 HUS 的三大特征[1]。

HUS 根据病因分为典型及非典型两类，具体特点及实验室检查见表1及表2。

表 1 HUS 分类

	典型	非典型
发病年龄	儿童多见	成人及儿童
起病过程	急骤	隐匿
流行病学	流行性，半数发生于夏季	散发
临床表现	腹痛、腹泻、呕吐等消化道症状	不典型或反复发作
发病原因	大肠杆菌、志贺菌、沙门菌	感染、毒物、妊娠、恶性高血压、胶原血管病、药物(环孢霉素 A)
肾脏病变	肾小球病变为主	血管病变为主
预后	较好	较差

表 2 HUS 化验室检查

表现	化验室检查
微血管病性溶血性贫血	外周血涂片破碎红细胞≥2%、血红蛋白下降、血乳酸脱氢酶(LDH)升高
消耗性血小板(PLT)减少	$<100 \times 10^9/L$
网织红细胞(Ret)升高	Ret>0.015
间接胆红素升高	间接胆红素>20 μmol/L
肾脏受累	血尿、蛋白尿、少尿、肾病综合征、急性肾衰竭

除此之外,低 C3 和正常 C4 水平支持 HUS 的诊断,HUS 患者推荐检测 CHF、CFI 和 CFB 水平以及白细胞 CD46 水平。确诊 HUS 需行基因检测和抗 CFH 抗体检测[1]。但约 40% aHUS 患者无已知的基因异常。该患者大便培养无异常,无腹泻等病史,考虑 aHUS 诊断。

溶血尿毒综合征(HUS)根据病因和临床表现分为典型 HUS 和非典型 HUS(aHUS),aHUS 指家族性或特发性补体替代途径调节异常所致 HUS,除此之外,感染、药物、结缔组织病、器官移植、妊娠、代谢异常、恶性高血压等因素也可导致 aHUS。该患者无感染,无药物使用史,检查结果不支持结缔组织病,可排除这些原因导致的 aHUS。该患者入院时血压异常高,需完善眼底检查进一步明确是否存在恶性高血压。

恶性高血压有以下两条诊断标准:①血压急剧升高,舒张压达 130 mmHg 及以上;②眼底病变呈现出血、渗出(眼底Ⅲ级病变)和(或)视盘水肿(眼底Ⅳ级病变)。进一步完善眼科检查,该患者眼科检查提示双眼视网膜大量渗出,符合高血压眼底病变Ⅲ级。该患者符合恶性高血压的两条诊断标准。综合以上分析,考虑患者为恶性高血压导致的 aHUS。

恶性高血压导致 aHUS 可能与以下几点有关:

(1)血管的应力及剪切力升高从而损伤血管壁

血管内皮细胞肿大增殖;vWF(血管性血友病因子)增加;血管内血流剪切力升高使 vWF 易于被分解为异常的片段,易于与血小板受体结合,从而导致血小板聚集,微血管内血栓形成[2]。约 1/4 的恶性高血压患者有微血管病性溶血性贫血[3,4]。

(2)RAS 系统的激活

RAS 系统的激活和随后的内皮损伤在恶性高血压导致的 aHUS 的发病机制中起着核心作用。血管紧张素Ⅱ对血管壁有直接的细胞毒性作用。作为 RAS 系统的激活和血管阻力增加的补偿,内皮细胞分泌血管扩张物质,如一氧化氮(NO)。持续严重的高血压存在时,代偿性内皮细胞血管扩张剂的反应是超负荷的,促炎细胞因子反应导致内皮细胞损伤,进一步导致 NO 的消耗,从而导致血小板聚集和血管收缩。

(3)与补体失调有关

文献报道,补体的替代途径(AP)激活与 TMA 和 aHUS 有关[5]。AP 失调又是高血压相关的 TMA 可治疗的病因。

问题 4：该患者最可能的诊断是什么？

简述：该患者最可能的诊断是恶性高血压导致的 HUS。

讨论：该患者高血压非阵发性发作，未见占位病变，血醛固酮不高（醛固酮/肾素＜20），无皮质醇增多症表现，排除内分泌性高血压。患者肾素偏高，血管紧张素正常；肾血管超声提示最大峰值流速小于 180 cm/s，RI 小于 0.75，排除肾血管性高血压。结合患者尿常规很快恢复正常，除外肾性高血压，最终考虑该患者为原发性高血压，考虑患者长期高血压控制不理想，最终发展为恶性高血压，从而导致 aHUS。

问题 5：aHUS 的治疗包括哪些方面？

简述：aHUS 的治疗包括以下几点：支持治疗、血浆置换治疗、免疫抑制剂治疗、器官移植治疗、补体治疗[6]。

讨论：

（1）支持治疗

维持水电解质平衡、营养支持治疗、控制高血压（优先选用 ARB、ACEI，β 受体阻滞剂）、纠正严重的贫血。

（2）血浆置换

这是治疗 aHUS 的一线疗法。通过清除抗 FH 自身抗体和过度活化的补体成分、vWF 因子以及补充消耗的补体成分发挥作用。血浆置换提高了患者的生存率。如无条件行血浆置换，可给予输注血浆治疗，但输注血浆不能替代血浆置换[7]。

（3）免疫抑制剂

如激素冲击、环磷酰胺或利妥昔单抗等，病情稳定后可切换为泼尼松及吗替麦考酚酯维持治疗。

（4）器官移植

慢性肾脏病（CKD）5 期患者可考虑肾移植。

（5）依库珠单抗

依库珠单抗能够抑制补体终末阶段活化，减轻炎症和内皮损伤，改善凝血功能，促进肾脏修复，改善肾功能。

随访和转归

该患者入院后给予硝普钠、缬沙坦降压，患者血压明显改善，降至 130/80 mmHg 左右。行血浆置换 3 次，患者外周血涂片破碎红细胞由 2% 逐渐降至正常，血红蛋白及血小板逐渐升高，间接胆红素、血肌酐、尿酸、乳酸脱氢酶水平明显下降。我们对该患者进行了长达 3 年的随访,患者复查血红蛋白 150 g/L左右,尿常规显示尿蛋白逐渐减少并最终阴性。血肌酐水平维持在130~140 μmol/L。

病例小结

- 恶性高血压导致的 aHUS 临床上少见。
- 当肾功能不全程度与贫血不一致时一定要查找贫血原因。
- 高血压患者建议完善眼底检查。

参考文献

[1]KATO H,NANGUKU M,HATAYA H,et al. Clinical guides for atypical hemolytic uremic syndrome in Japan[J]. Clin Exp Nephrol,2016,20(4):536-543.

[2]THIND G,KAILASAM K. Malignant hypertension as a rare cause of thrombotic microangiopathy[J]. BMJ Case Rep,2017,2017: bcr2017220457.

[3]DEMEULENAERE M,DEVREESE K,VANBELLEGHEN H,et al. Thrombomodulin and endothelial dysfunction:a disease-modifier shared between malignant hypertension and atypical hemolytic uremic syndrome[J]. Nephron,2018,140(1):63-73.

[4]KITIYAKARA C,GUZMAN N J. Malignant hypertension and hypertensive emergencies[J]. J Am Soc Nephrol,1998,9(1):133-142.

[5]TIMMERMANS S,ABDUL-HAMID M A,VANDERLOCHT J,et al. Patients with hypertension-associated thrombotic microangiopathy may present with complement abnormalities[J]. Kidney Int,2017,91(6):1420-1425.

[6]杨柳,谢红浪. 非典型溶血尿毒综合征[J].肾脏病与透析肾移植杂志,2016,25(1):72-75.

[7]PIPILI C,PANTELIAS K,PAPAIOANNOU N,et al. Hemolytic-uremic syndrome, malignant hypertension and IgA nephropathy:successful treatment with plasma exchange therapy[J]. Transfus Apher Sci,2012,47(2):155-158.

作者:高兆丽;审核:高延霞;校对:何兰杰

颅内中线结构病变
——青年女性伴有头痛

关键词

中线结构病变;丘脑;弥漫性中线胶质瘤;H3K27M 突变型

临床资料

患者女性,37 岁,因"头痛半月"于 2020 年 6 月 26 日入院。

患者半月前无明显诱因开始出现头痛,初始为前额胀痛,逐渐进展至全头胀痛,双眼眶胀痛,伴恶心、厌油腻,有时呕吐,伴双眼视物模糊及双下肢乏力感;头痛为持续性,站立行走时头痛加重,平躺时头痛减轻,睡眠后无明显减轻;症状呈进行性加重。否认病前感冒、腹泻等前驱感染。

既往体健。家中养殖鹅,发病前 1 月余有鹅非正常死亡,患者处理死鹅时,手部有未愈合创口。否认药物过敏史;无烟、酒、药物等不良嗜好;否认肝炎、结核等传染病史;否认冶游史。月经婚育史及家族史无特殊。

体格检查:T 36.5 ℃,P 56 次/分,R 16 次/分,BP 105/68 mmHg;神经科查体:神志清,精神差,言语流利,高级智能粗测正常;双眼视力 0.8,双侧眼底视盘水肿,余颅神经查体未见明显异常;四肢肌力 5 级,肌张力正常;右侧腱反射(++),左侧腱反射正常;感觉及共济查体未见异常;双侧病理征未引出;颈强直,Kernig 征、布鲁津斯基征(Brudzinski 征)均阴性。

入院前辅助检查:2020 年 6 月 18 日,颅脑 MRI 示:脑内多发异常信号,脑炎? 后循环梗死? 静脉性梗死? 肿瘤/肿瘤样病变? 韦尼克(Wernicke)脑病? (见图 1A~D)

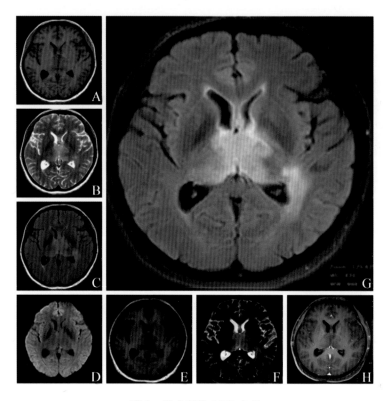

图1　患者颅脑 MRI 表现

A:2020 年 6 月 18 日,颅脑 T1WI 示双侧丘脑及侧脑室旁低信号;B:2020 年 6 月 18 日,颅脑 T2WI 示双侧丘脑及侧脑室旁高信号;C:2020 年 6 月 18 日,颅脑 FLAIR 示双侧丘脑及侧脑室旁高信号;D:2020 年 6 月 18 日,颅脑 DWI 示对应病灶处为等信号;E:2020 年 6 月 28 日,颅脑 T1WI 示双侧丘脑及侧脑室旁低信号;F:2020 年 6 月 28 日,颅脑 T2WI 示双侧丘脑及侧脑室旁高信号;G:2020 年 6 月 28 日,颅脑 FLAIR 示双侧丘脑及侧脑室旁高信号;H:2020 年 6 月 28 日,颅脑 T1WI C+示对应病灶处无强化。

初步诊断:头痛原因待查,感染性? 血管性? 肿瘤性? 炎性脱髓鞘? 代谢性?

第一步:主症入手找线索。

头痛是该患者入院的最主要症状,从此入手进行分析。患者平时无基础疾病,有病鹅接触史,起病急,首先考虑否存在颅内感染,但病程中患者始终无发热。结合颅内多发异常信号,还要重点鉴别血管病、肿瘤、炎性脱髓鞘等疾病。入院后进一完善检查如下:

血尿便常规、凝血系列、血沉、CRP、肝肾功、电解质、血糖、同型半胱氨酸、甲状腺功能、风湿系列、肿瘤系列、维生素全套、传染病系列、结核 T-SPOT 检测、G 试验、GM 试验、新型隐球菌荚膜抗原检测、TORCH 均未见明显异常。腰穿脑脊液检测:压力大于 320 mmH$_2$O,性状:无色清亮;脑脊液常规:白细胞 54× 10^6/L,单个核细胞比例 98%,多核细胞比例 2%;脑脊液生化:蛋白 0.52 g/L,糖 1.71 mmol/L(同时期血糖 4.45 mmol/L),氯 120 mmol/L;脑脊液乳酸 3.8 mmol/L(1.2~2.1 mmol/L);脑脊液免疫球蛋白 G:37.27 mg/L↑;脑脊液免疫球蛋白 A:5.54 mg/L↑;脑脊液免疫球蛋白 M:2.27 mg/L↑;色氨酸试验及墨汁染色阴性;脑脊液涂片及培养均未见致病菌。脑脊液细胞学:淋巴细胞反应,多见非典型淋巴细胞。2020 年 6 月 28 日,复查颅脑 MRI 平扫+增强示:双侧丘脑、左侧侧脑室三角区旁、左侧海马、双侧中脑大脑脚、第四脑室旁脑实质见斑片样 T1 稍低信号,T2 高信号,FLAIR 高信号,DWI 等信号影;增强扫描未见明显强化。(见图 1E~H)

辅助检查提示:颅压高;脑脊液细胞数略高,单核为主,低糖,蛋白略高;头部 MR 仍提示多发颅内病灶,无强化。诊断方向仍不明朗,回顾患者两次头部 MR,发现病变主要沿中线分布,双侧丘脑受累明显。

第二步:特征影像显神通。

我们再以患者双侧丘脑病变的特点为线索,需考虑的诊断包括:血管性疾病(颅内静脉血栓形成、后循环脑梗死)、感染性疾病(黄病毒脑炎、克雅病)、炎性脱髓鞘疾病(视神经脊髓炎谱系病)、肿瘤(胶质瘤、原发性中枢神经系统淋巴瘤、脑转移瘤)、遗传/代谢性疾病(Wernicke 脑病、渗透性髓鞘溶解症、Fabry 病、Fahr 病、Wilson 病、Leigh 病)、可逆性后部脑病综合征等。

再次针对鉴别诊断完善检查:①血管性疾病:颅脑 MRA 检查未见明显异常,且颅脑 MRI DWI 呈等信号,与后循环脑梗死不符;颅脑 MRV 检查亦未见明显异常,排除颅内静脉血栓形成。②感染性疾病:患者急性起病,表现为头痛,颅内压明显增高,脑脊液细胞数增高,以单个核细胞增多为主,蛋白增高,乳酸高,且病前有病鹅接触史,不排除颅内病毒性感染可能,给予阿昔洛韦静脉点滴抗病毒治疗,同时脑脊液送检二代测序查找病原体,结果回示少量铜绿假单胞菌。在抗病毒治疗过程中,患者症状并无改善,二代测序结果亦不支持病毒感染;患者脑脊液中测出铜绿假单胞菌,但其脑脊液特点并不符合细菌性感染的表现,考虑假阳性可能性大。③炎性脱髓鞘性疾病:在青年女性中较为多发,为排查该患者是否为视神经脊髓炎等脱髓鞘性疾病,送检了血及脑脊液的脱髓鞘相关抗体,结果均为阴性,排除了脱髓鞘疾病的可能。④遗传/代谢性等疾病谱:该患者为急性起病,无明显遗传背景及家族遗传史,无基础疾病,无明确的代谢性疾病的诱因,综合考虑,遗传性/代谢性疾病及可逆性后部脑病综合征的可能性较小。⑤肿瘤:脑脊液细胞学可以见到非典型淋巴细胞,为排查是否为中枢神经系统淋巴瘤,脑脊液离心后对非典型细胞进行免疫组化染色:CD20(一),CD79a(一),Ki67(5%);脑脊液流式细胞学检测亦未发现明显异常。为排查有无颅外其他部位来源的转移瘤可能性,完善胸腹盆部 CT 未见明显异常,肿瘤未找到证据。

此时诊断仍不明确,患者头痛呈加重趋势,建议患者及家属行脑活检以明确诊断,但患方拒绝。

第三步:绝处逢生找真凶。

患者在 2020 年 7 月 16 日突发意识丧失,双侧瞳孔散大,考虑脑疝形成,立即给予甘露醇等脱水降颅压治疗后,患者意识及瞳孔恢复正常,颈部明显抵抗。患者病情进展迅速,起病 1 月余即出现脑疝,情况危急,为尽快明确患者诊断及开展有效治疗,于 2020 年 7 月 17 日为患者行立体定向脑活检术,快速病理提示:脑实质见散在单一的低-中密度小细胞浸润,细胞核圆、卵圆形,细胞核深染,未查见核分裂,血管增生不明显。根据目前病理结果,颅内病变并不具备核分裂象、血管增生等恶性肿瘤的常见特征。但等待免疫组化结果的过程中,患者每日均有脑疝发生,病情凶险,应用大剂量甘露醇,联合白蛋白、呋塞米、浓钠、甘油果糖等脱水降颅压药物,效果较差,临床病程表现较为恶性,与良性的组织学表现不相符。给予试验性甲强龙冲击治疗 5 天,仍无明显疗效。最终病理结果提示:GFAP(灶状胶质细胞+)、NSE(一,基质+)、CgA(个别神经元+)、Syn(一,基质+)、NF(一)、MBP(一)、S-100(一)、CD68(一)、CD2(一)、CD3(一)、CD5(一)、CD20(一)、CD23(一)、Ki67(+,30%) H3K27M(+)、Olig-2(+)、ATRX(+,10%)、IDH1(一)、P53(一)。原位杂交:EBER(一)。右侧丘脑活检组织病理图片如图 2 所示,符合弥漫性中线胶质瘤(H3K27M 突变型)。

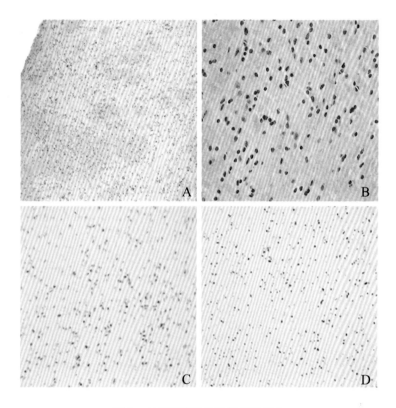

图 2　右侧丘脑活检组织病理图片

A:HE 染色,低倍镜下观察;B:HE 染色,高倍镜下观察,见散在单一的低-中密度小细胞浸润,细胞核圆、卵圆形,细胞核深染,未查见核分裂,血管增生不明显;C:H3K27M 染色(＋);D:Ki67(＋,30％)。

问题思考

问题 1:双侧丘脑病变的鉴别诊断考虑什么?

简述:结合该患者双侧丘脑病变的特点,需鉴别的疾病包括血管性疾病(颅内静脉血栓形成、后循环脑梗死)、感染性疾病(黄病毒脑炎、克雅病)、炎性脱髓鞘疾病(视神经脊髓炎谱系病)、肿瘤(胶质瘤、原发性中枢神经系统淋巴瘤、脑转移瘤)、遗传/代谢性疾病[Wernicke 脑病、渗透性髓鞘溶解症、法布里(Fabry)病、特发性基底核钙化病(Fahr 病)、威尔逊病(Wilson 病)、亚急性坏死性脑脊髓病(Leigh 病)]、可逆性后部脑病综合征等(见表 1)[1]。

表 1　双侧对称性丘脑病变常见原因[1]

双侧对称性丘脑病变常见原因
肿瘤（Tumor）
原发性双侧丘脑胶质瘤（primary bilateral thalamic glioma）
原发性中枢神经系统淋巴瘤（primary central nervous system lymphoma）
遗传代谢病（Metabolism）
渗透性髓鞘溶解症（osmotic myelinolysis）
Wernicke 脑病（Wernicke encephalopathy）
Fabry 病
Fahr 病
Wilson 病
Leigh 病
感染性（Infection）
黄病毒脑炎（flavivirus encephalitis）
克雅病（Creutzfeldt-Jakob disease）
炎症性（Inflamation）
视神经脊髓炎谱系病（neuromyelitis optical spectrum disorders）
脑卒中（Stroke）
颅内静脉血栓形成（cerebral venous thrombosis）
后循环梗死（cerebral infarction）
可逆性后部脑病综合征（Posterior reversible encephalopathy syndrome）

讨论：

（1）颅内静脉血栓形成

颅内静脉血栓形成是引起中青年卒中的一种重要原因，且女性多见。临床最常见表现为头痛，部分患者甚至可出现雷击样头痛，其他还包括恶心、呕吐、视物模糊、视盘水肿、耳鸣等颅内压增高引起的症状，局灶性缺损症状，癫痫，意识障碍等。深静脉血栓可出现双侧基底节区及丘脑肿胀，从而导致意识障碍甚至昏迷。当出现双侧基底节或丘脑受累时，需应用 MRI 或 CT 检查查找深静脉如Galen 静脉及大脑内静脉血栓影或局部血流速度慢等证据，DSA 可帮助确诊[2]。本例患者为青年女性，头痛起病，双侧丘脑病变，但 MRV 检查并未发现深静脉血栓证据，病情允许下可选择完善 DSA 检查进一步排除。

（2）后循环梗死

引起双侧丘脑急性梗死的状况可见于 Percheron 动脉梗死及基底动脉尖梗死，MRI 可见双侧丘脑长 T1 长 T2 信号，FLAIR、DWI 高信号。本例患者双侧丘脑病变 DWI 为等信号，不符合急性梗死特点。

（3）流行性乙型脑炎

流行性乙型脑炎（简称：乙脑）经蚊虫传播，多见于夏秋季，临床上表现为急性起病，初期为非特异性症状，随之出现发热、头痛、意识障碍、行为异常、痫性发作、局灶性神经系统缺损的症状及体征，严重者可出现去脑强直或去皮层强直。乙脑典型的 CT 表现为丘脑及基底节区低密度，有时伴有出血；MRI 较 CT 更敏感，表现为双侧丘脑、基底节区、脑干、小脑、大脑皮层、脊髓等长 T1 长 T2 高信号病灶。而在乙脑流行地区出现双侧丘脑病变的脑炎高度提示乙型脑炎[3]。该患者无发热过程，无明确蚊虫叮咬史，病灶较广泛，但症状相对较轻，该诊断证据不足。

（4）CJD（Creutzfeldt-Jakob disease）

CJD 是指由朊蛋白感染而表现为精神障碍、认知障碍、帕金森样表现、共济失调、肌阵挛等慢性或亚急性、进展性疾病。脑电图可出现特异性周期性同步放电，即 1～2Hz 三相尖慢波或棘慢波。MRI 可见皮层和（或）基底节区、双侧丘脑等 DWI 异常高信号，皮层病灶呈"花边征"。该患者以头痛为主要症状，无精神、认知、共济失调等其他临床表现，双侧丘脑病变在 DWI 上呈等信号，脑电图亦无明显周期性放电，该诊断证据不足。

（5）Wernicke 脑病

Wernicke 脑病是由硫胺素（维生素 B_1）缺乏引起的代谢性脑病，酒精中毒是最常见的病因，但它可以发生在任何营养缺乏状态的患者身上，如妊娠剧吐、肠梗阻、长期肠外营养和恶性肿瘤等。临床呈急性或亚急性起病，精神障碍、眼肌麻痹和共济失调是该病典型的"三联征"。MRI 可见对称性中脑导水管周围、三脑室旁、丘脑内侧、延髓背侧、第四脑室、乳头体 T1WI 低信号，T2WI 及 FLAIR 高信号，DWI 高信号病灶[4]。该患者平素体健，无营养缺乏或酒精中毒，该病可能性较小。

（6）视神经脊髓炎（Neuromyelitis optica，NMO）

视神经脊髓炎是一种主要累及视神经和脊髓的中枢神经系统炎性脱髓鞘疾病，部分可出现颅内病变，如基底节、脑室及中脑导水管周围、丘脑、下丘脑、脑干等部位，血清 NMO-IgG 抗体阳性[5]。该患者脱髓鞘相关抗体阴性，该病诊断证据不足。

(7)渗透性脱髓鞘综合征(Osmotic demyelination syndrome，ODS)

渗透性脱髓鞘综合征是一组以脑组织脱髓鞘为特征的疾病,根据病变部位不同分为脑桥中央髓鞘溶解症(central pontine myelinolysis，CPM)和脑桥外髓鞘溶解症(extrapontine myelinolysis，EPM)。发生该病的绝大多数患者存在严重的基础疾病,首位原因是各种原因所导致的低钠血症及快速纠正史,其余还包括慢性酒精中毒、肝移植术后、肾衰竭、糖尿病、严重烧伤等状况。脑桥外髓鞘溶解症最常见的部位为中脑、丘脑及基底节,表现为 T1WI 低信号,T2WI 及 FLAIR 高信号[6]。该患者无基础疾病,亦无电解质紊乱及纠正过程,该诊断证据不足。

(8)亚急性坏死性脑脊髓病(Leigh Disease)

亚急性坏死性脑脊髓病是一种线粒体疾病,临床表现高度异质,多数累及儿童,少数见于青年,表现为肌张力减低,生长发育倒退或停滞,眼肌麻痹,呼吸困难,延髓性麻痹,共济失调等。MRI 可见基底节区、导水管周围、大脑脚等区域 T2WI 高信号,壳核受累有诊断提示意义;MRS 可见乳酸峰[7]。该患者临床表现不符合 Leigh 病表现,MRS 无乳酸峰,该病可能性较小。

(9)Wilson 病

Wilson 病又称肝豆状核变性,因铜蓝蛋白缺乏导致铜的异常沉积而引起,会影响肝脏、脑及其他组织,临床表现包括构音障碍、肌张力障碍、震颤、共济失调、帕金森症状、精神症状、肝硬化等;可见角膜 K-F 环。MRI 表现为壳核、苍白球、尾状核及丘脑 T2 高信号,皮层、皮层下、中脑、脑桥、小脑蚓部及齿状核亦可受累[7]。该患者临床表现不符合该病特点,该病可能性较小。

(10)原发性中枢神经系统淋巴瘤

原发性中枢神经系统淋巴瘤是少见的、进展性的累及脑、脊髓、眼或脑膜的结外非霍奇金淋巴瘤,不伴其他器官系统受累[8]。约 3/4 的原发性中枢神经系统淋巴瘤患者表现为幕上团块,常见累及部位包括大脑半球、基底节、胼胝体、小脑,少数累及脑干、脊髓等结构,病变与脑脊液或脑室相连。因肿瘤部位细胞密集,CT 上会呈现高密度,T1WI 为等或高信号,T2WI 低信号,DWI 高信号,且大多存在明显强化,部分不强化[9]。该患者双侧丘脑及脑干、脑室旁等结构弥漫性病变,但脑脊液细胞学及脑活检均不支持淋巴瘤。

问题 1:该患者的诊断是什么?

简述:该患者的诊断是弥漫性中线胶质瘤(H3K27M 突变型)。

讨论:弥漫性中线胶质瘤(H3K27M 突变型)是 2016 年 WHO 中枢神经系统肿瘤分类中新增的一种特殊类型Ⅳ级胶质瘤[10],是由于编码组蛋白 H3 的基因 $H3F3A$ 及 $HIST1H3B/C$ 基因突变,导致组蛋白 H3 上 27 位赖氨酸(K27)被甲硫氨酸(M)替换(K27M),破坏了组蛋白 H3 甲基化修饰位点,从而改变组蛋白甲基化状态而导致肿瘤发生[11~13]。多见于儿童及年轻成年人,老年人少见,成年人的平均发病年龄为 32 岁(18~82 岁)。临床表现包括颅内压增高、共济失调、颅神经损害、进行性感觉运动障碍等[14]。肿瘤的位置以丘脑、脑干、小脑、脊髓、胼胝体等中线结构为主,少部分累及大脑半球甚至全脑。颅脑 MRI 多为相对均质的实体瘤表现,出血、水肿少见,增强 MRI 扫描可呈部分强化或无强化,或呈弥漫性强化或不规则边缘强化。组织学上肿瘤呈弥漫浸润性生长,可呈上皮样、横纹肌样、原始神经外胚层肿瘤样、神经毡岛样、毛黏液样、室管膜样、肉瘤样转化、节细胞样分化和多形性黄色星形细胞瘤样等多种表现,但无论组织学形态为低级别还是高级别,即便没有核分裂象、微血管增生和坏死,其生物学行为均为恶性,组织学分级对预后判断有限。免疫组化可见 H3K27M 阳性和 H3K27me3 阴性,GFAP 和 Olig2 多可阳性,常有 p53 过表达和 ATRX 失表达,IDH1、EGFR 和 MGMT 阴性,罕见情况下 BRAF V600E 阳性[10,14~15]。

问题 3:对该患者的治疗方案是什么?

简述:病灶位置特点不适合手术,下一步可行放疗及化疗联合治疗,但预后较差,治疗的风险亦非常高。

讨论:目前对于弥漫中线胶质瘤伴 H3K27M 突变(WHOⅣ级)的传统治疗方式为手术切除肿瘤组织后予以放化疗,一些新的靶向治疗药物正在临床研究中,如 HDAC 抑制剂帕比司他等。但目前该病的预后仍很差,2 年生存率低于 10%[16]。

随访和转归

患者接受了全脑放疗及替莫唑胺治疗,但治疗效果欠佳,疾病仍在持续进展,在发病 11 个月后死亡。

病例小结

- 头痛有时并不简单。
- 正确识别病变的累及部位,如中线结构等特点,对诊断思路有一定提示作用。

参考文献

[1]敬思思,宋捷,赵重波,等. 双侧丘脑对称性病变 1 例临床病例讨论[J]. Chin J Clin Neurosci,2016,24(1):114-119.

[2]SILVIS S M,DE SOUSA D A,FERRO J M,et al. Cerebral venous thrombosis[J]. Nat Rev Neurol,2017,13(9):555-565.

[3]MISRA UK, KALITA J. Overview:Japanese encephalitis[J]. Prog Neurobiol,2010,91(2):108-120.

[4]SINHA S,KATARIA A,KOLLA B P,et al. Wernicke encephalopathy-Clinical Pearls[J]. Mayo Clin Proc,2019,94(6):1065-1072.

[5] ZUCCOLI G, YANNES M P, NARDONE R, et al. Bilateral symmetrical basal ganglia and thalamic lesions in children:An update (2015)[J]. Neuroradiology,2015,57(10):973-989.

[6]SINGH T D,FUGATE J E,RABINSTEIN A A. Central pontine and extrapontine myelinolysis:A systematic review[J]. Eur J Neurol,2014,21(12):1443-1450.

[7]HEGDE A N,MOHAN S,LATH N,et al. Differential diagnosis for bilateral abnormalities of the basal ganglia and thalamus[J]. Radiographics,2011,31(1):5-30.

[8]GROMMRS C,DEANGELIS L M. Primary CNS lymphoma[J]. J Clin Oncol,2017,35(21):2410-2418.

[9]HOCHBERG F H,BAEHRING J M,HOCHBERG E P. Primary CNS lymphoma[J]. Nat Clin Pract Neurol,2007,3(1):24-35.

[10] MEYRONET D, ESTEBAN-MADER M, BONNET C, et al. Characteristics of H3 K27M-mutant gliomas in adults[J]. Neuro Oncol,2017,19(8):1127-1134.

[11] VOLLE C, DALAL Y. Histone variants:the tricksters of the chromatin world[J]. Curr Opin Genet Dev,2014,25:8-138.

[12]KHUONG-QUANG D A,BUCZKOWICZ P,RAKOPOULOS P,et al. K27M mutation in histone H3. 3 defines clinically and biologically distinct subgroups of pediatric diffuse intrinsic pontine gliomas[J]. Acta Neuropathol,2012,124(3):439-447.

［13］NIKBAKHT H,PANDITHARATNA E,MIKAEL L G,et al. Spatial and temporal homogeneity of driver mutations in diffuse intrinsic pontine glioma[J]. Nat Commun,2016,7:11185.

［14］SOLOMON D A,WOOD M D,TIHAN T,et al. Diffuse Midline Gliomas with Histone H3-K27M Mutation:A Series of 47 Cases Assessing the Spectrum of Morphologic Variation and Associated Genetic Alterations［J］. Brain Pathol,2016,26(5):569-580.

［15］LOUIS D N,PERRY A,REIFENBERGER G,et al. The 2016 World health organization classification of tumors of the central nervous system:A summary[J]. Acta Neuropathol,2016,131(6):803-820.

［16］BRONISCER A,GAJJAR A. Supratentorial high-grade astrocytoma and diffuse brainstem glioma:Two challenges for the pediatric oncologist[J]. Oncologist,2004,9(2):197-206.

作者:张建园、李玲、赵翠萍、梁兵;审阅:赵翠萍;校对:李玲

案例
13

妊娠期白质脑病
——伴有精神行为异常的妊娠期女性

关键词

可逆性后部白质脑病;妊娠期;脑病;静脉窦血栓

临床资料

患者女性,32 岁,教师,妊娠 25^{+4} 周,因"间断头痛、听力下降、记忆力减退、行为异常 1 月"于 2020 年 1 月 3 日收入神经内科。患者 1 个月前开始出现间断的头痛,后枕部为著,头痛严重时伴呕吐;伴有听力下降、记忆力减退、行为异常,经常忘记刚说过的话,不能辨识位置,不能辨认电话号码,有幻觉,上述症状进行性加重,在当地医院给予低分子肝素抗凝、甘露醇脱水治疗,症状仍加重,至出现意识障碍。患者在整个病程中无明显发热、肢体抽搐、尿便失禁等表现。自妊娠以来,患者饮食睡眠正常,大小便正常,规律产科检查无明显异常。

患者既往体健,否认偏头痛病史、高血压病病史,否认药物应用史,无特殊家族性遗传疾病史。

神经系统查体:嗜睡状态,对外界反应迟钝,多问少答,大部分问题回答不正确;双侧瞳孔直径 4 mm,对光反射灵敏,眼球活动自如,无眼震,四肢肌力 4 级(肌力查体不充分),四肢腱反射(＋＋),双上肢肌张力略高,双上肢偶有不自主抖动,病理征阴性,颈部略抵抗,双侧 Kernig 征阴性。

入院诊断:①脑病;②妊娠 25^{+4} 周。

入院后监测血压 121/70 mmHg,血常规、血细胞沉降率、C 反应蛋白、肝肾功能、电解质、血糖、凝血系列、甲状腺功能六项、同型半胱氨酸、维生素 B_{12}、叶酸、传染病系列、抗核抗体、类风湿关节炎因子、补体 C3/C4 水平、抗心磷脂抗体均在正常范围。腰椎穿刺术提示颅压 280 mmH$_2$O（80～180 mmH$_2$O），脑脊液细胞学及蛋白均在正常范围。颅脑磁共振（Magnetic resonance imaging，MRI）显示累及额、顶、枕叶白质和脑干的弥漫性对称性脑白质病变（见图 1I），核磁共振静脉成像（magnetic resonance venography，MRV）提示右侧横窦血栓形成可能。

进一步行脑动脉造影术提示右侧横窦轻度的血栓形成（见图 1a），但静脉回流时间正常。患者局限性右侧横窦血栓形成并不能解释如此弥漫的对称性脑白质病变。基于影像学的表现，进一步完善了有机毒物筛查、肿瘤标记物及颅脑强化磁共振排除肿瘤及淋巴瘤、血和尿的有机酸检测排除遗传性代谢性脑病、基因检测排除遗传性脑白质营养不良，结果均为阴性。给予患者甘露醇脱水降颅压、低分子肝素抗凝治疗，但患者病情进行性加重，意识不清进行性加重。经过多学科会诊及患者家属强烈要求，患者在 27^{+5} 周接受了终止妊娠手术。终止妊娠后，患者临床症状明显改善，术后腰椎穿刺术显示颅压降至正常范围。

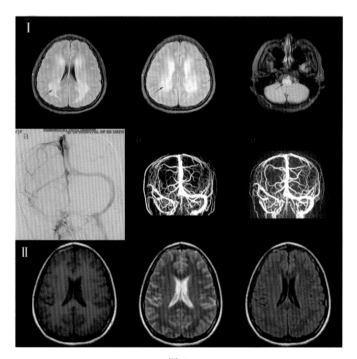

图 1

I：累及额、顶、枕叶白质和脑干的弥漫性对称性脑白质病变；a：脑动脉造影术可见右侧横窦轻度的血栓形成；b、c：术后第 6 个月复查颅脑 MRV 可见右侧横窦仍有狭窄；II：术后第 6 个月复查颅脑 MRI 脑白质病变完全消退。

问题思考

问题 1:鉴别诊断考虑什么?

简述:鉴别诊断包括血管病如颅内静脉窦血栓、中毒或代谢性脑病、遗传性脑白质营养不良、中枢神经系统脱髓鞘疾病、肿瘤如淋巴瘤或胶质瘤、可逆性的血管痉挛综合征(reversible vasoconstriction syndromes,RCVS)。

讨论:

(1)颅内静脉窦血栓形成

颅内静脉窦血栓形成典型的临床表现为头痛、呕吐以及因颅内高压导致的视力下降、静脉回流异常导致的局灶性神经功能缺损症状。脑动脉造影术可确诊[1]。该患者脑动脉造影术证实右侧横窦存在局限性的静脉窦血栓,静脉回流时间不受影响,抗凝及降颅压治疗均不能改善患者症状,并且局限性轻度血栓不能解释广泛的脑白质病变,因此需要考虑其他原因导致的脑白质病变。

(2)中毒性脑病

中毒性脑病通常因为多种环境毒物、药物成瘾、化疗药物、抗癫痫药物、放射性治疗引起,如可卡因滥用、海洛因过量、慢性甲苯中毒、甲氨蝶呤中毒。代谢性因素包括低钠血症、肾衰竭等。了解患者详细的用药史、肝肾功能、电解质、毒物筛查有助于诊断。本患者提取血样和尿样进一步送检毒物筛查,结果阴性,不支持药物及中毒导致的白质脑病。

(3)遗传性脑白质营养不良

遗传性脑白质营养不良是一组少见的遗传性神经系统退行性疾病,因大脑白质髓鞘发育过程中代谢异常而致病,通常累及婴儿及儿童,也有成人晚发型。临床特点包括发育迟缓、智能落后、痴呆、癫痫,如异染性白质营养不良,肾上腺脑白质营养不良,遗传性弥漫性白质脑病合并轴索球样变等[2]。影像学通常为白质病变,双侧对称。该患者影像学不能排除,遗传性脑白质营养不良的基因检测有助于诊断,因此送检了相关基因检查。但该患者基因检查二代测序为阴性,不支持该病。

(4)中枢神经系统脱髓鞘疾病及自身免疫性炎性疾病

中枢神经系统脱髓鞘疾病及自身免疫性炎性疾病是不同发病机制的一组疾病谱,包括多发性硬化(multiple sclerosis,MS)、视神经脊髓炎谱系疾病(neuromyelitis optica,NMO)、急性播散性脑脊髓炎(acute disseminated encephalomyelitis,ADEM)、髓鞘少突胶质细胞糖蛋白抗体(myelin oligodendrocyte glycoprotein，MOG)相关性脱髓鞘性脑脊髓炎。ADEM 主要累及儿童和青少年，大多数发生在急性感染后，少见于常规疫苗接种后。临床诊断标准包括神经系统症状和特殊的磁共振特点，病灶较大、较弥散，主要累及脑白质区域，部分患者血清中可检测出抗 MOG 抗体[3]。检测血清抗水通道蛋白 4 抗体（AQP4）、MOG 抗体及血清及脑脊液的寡克隆带对鉴别颅内白质病变非常有必要。

（5）颅内肿瘤

颅内肿瘤，如淋巴瘤和胶质瘤可以累及双侧大脑白质区域，需要鉴别。临床上通常有亚急性或慢性的认知功能损害。手术活检有助于诊断。该患者起病较急，进展较快，不符合肿瘤疾病的特点。

（6）RCVS

RCVS 通常表现为闪电样的头痛、可不伴有其他的急性神经系统症状，少数伴有脑出血或脑梗死、脑水肿、甚至死亡。超过一半的病例发生在产后或应用血管活性药物后。诊断标准主要包括临床表现及脑动脉造影，12%～81%可见弥漫的节段性的血管痉挛[4]，3 个月内可自发缓解。

问题 2：对该患者最可能的诊断是什么？

简述：该患者的诊断为继发于单纯妊娠的可逆性后部白质脑病(posterior reversible encephalopathy syndrome，PRES)，该患者无子痫、先兆子痫及其他常见的危险因素。

讨论：PRES 以突发的头痛、呕吐、癫痫发作、意识状态改变及局灶的神经功能缺损症状为临床特点。影像特点主要累及皮层、皮层下结构及深部脑白质，在 T2 和 FLAIR 成像上为高信号。该血管源性水肿主要累及大脑半球的后部区域，且在数天及数月内完全可逆，偶尔也会发生脑梗死、细胞毒性水肿或脑出血[5]。PRES 和 RCVS 有很多共同的临床和影像特点，也提示病理生理机制有相关性和重叠。

先兆子痫、子痫、高血压病、器官移植后免疫抑制剂的应用、肿瘤患者化疗药物的应用及自身免疫性疾病是 PRES 的常见病因。

妊娠相关 PRES 病因尚不完全清楚。推测可能与妊娠期性腺激素水平、雌激素和黄体酮波动相关，它们通过调节降钙素基因相关肽（CGRP）、血清素和前列腺素发挥作用，这些激素已被证实与动脉瘤性蛛网膜下腔出血和月经性偏头痛后的血管收缩有关，可能与脑血管张力的改变有关[5,6]。脑血管张力的改变通过增加内皮通透性导致内皮损伤，继发引起血管源性水肿。另一方面，妊娠期间卵巢类固醇激素水平显著升高导致严重的脑血管收缩，从而引起灌注不足及血脑屏障破坏,可能导致脑水肿[7]。

问题 3:对该患者的处理和治疗方案是什么? 预后和转归怎样?

简述:PRES 的大多数预后良好,与病程及潜在疾病的治疗相关。

讨论:70%～90% 的 PRES 在 2～8 天内完全恢复[8],26%～36% 的患者预后不良,包括脑出血或脑梗死、不可逆的神经功能损伤,死亡率为 8%～17%[9]。极少数的患者完全恢复需要几周的时间。早期的诊断和治疗对预后非常关键。而且,PRES 的预后和病因相关,子痫/先兆子痫相关的 PRES 比其他病因的预后相对好。研究发现,5%～10% 的患者可复发,多见于高血压未控制的患者[10]。

随访和转归

患者终止妊娠术后第三天症状明显好转,言语清晰,精神状态好转,腰椎穿刺术显示颅压降至正常范围。第 19 天及 4 个月时复查颅脑核磁共振,脑白质病变均明显改善,术后第 6 个月时病变完全消退(见图Ⅱ)。MRV 提示右侧横窦仍有狭窄(见图 1 图 b 和 c)。患者已回归工作岗位,无任何神经系统症状。

病例小结

- 单纯妊娠可以是 PRES 的独立危险因素。
- 妊娠伴有急性或亚急性的脑白质病变需要仔细排查病因和危险因素。
- 妊娠期激素水平的波动可能是妊娠相关 PRES 的原因。

参考文献

[1]CAPECCHI M,ABBATTISTA M,MARTINELLI I. Cerebral venous sinus thrombosis[J]. J Thromb Haemost,2018,16(10):1918-1931.

[2] VAN DER KNAAP M S,SCHIFFMAN R,MOCHEL F,et al. Diagnosis, prognosis, and treatment of leukodystrophies[J]. Lancet Neurol, 2019,18(10):962-972.

[3]WINGERCHUK D M,LENNON V A,LUCCHINETTI C F,et al. The spectrum of neuromyelitis optica[J]. Lancet Neurol,2007,6(9):805-815.

[4] ANSARI S A, RATH T J, GANDHI D. Reversible cerebral vasoconstriction syndromes presenting with subarachnoid hemorrhage:a case series[J]. J Neurointerv Surg,2011,3(3):272-278.

[5]FUGATE J E,RABINSTEIN A A. Posterior reversible encephalopathy

syndrome：clinical and radiological manifestations，pathophysiology，and outstanding questions［J］. Lancet Neurol，2015，14（9）：914-925.

［6］GOADSBY P J，HOLLAND P R，MARTINS-OLIVEIRA M，et al. Pathophysiology of migraine：A disorder of sensory processing［J］. Physiol Rev，2017，97（2）：553-622.

［7］LIMAN T G，SIEBERT E，ENDRES M. Posterior reversible encephalopathy syndrome［J］. Curr Opin Neurol，2019，32（1）：25-35.

［8］ROTH C，FERBERT A. Posterior reversible encephalopathy syndrome：long-term follow-up［J］. J Neurol Neurosurg Psychiatry，2010，81（7）：773-777.

［9］HINDUJA A，HABETZ K，RAINA S，et al. Predictors of poor outcome in patients with posterior reversible encephalopathy syndrome［J］. Int J Neurosci，2017，127（2）：135-144.

［10］BREWER J，OWENS M Y，WALLACE K，et al. Posterior reversible encephalopathy syndrome in 46 of 47 patients with eclampsia［J］. Am J Obstet Gynecol，2013，208（6）：468.e1-e6.

作者：李洪燕；审核：赵翠萍；校对：赵翠萍

难解的痛
——老年女性伴有全身疼痛、活动障碍

关键词

全身疼痛；低磷性骨软化症；Fanconi 综合征；阿德福韦酯

临床资料

患者，女性，63 岁，因"双下肢疼痛伴行动困难 1 年余，加重 3 个月"于 2017 年 3 月 15 日收入神经内科。

患者 1 年余前无明显诱因出现双下肢疼痛伴行动困难，表现为坐位时站立困难，站立后坐位困难，行走时起步艰难，迈步费力，并不定时出现下肢痛性痉挛，曾多次在外院行腰椎 CT 及 MRI 检查，提示腰椎间盘突出，给予对症处理，无明显改善。最近 3 个月症状较前加重，并出现腰骶部及双上肢疼痛，自行翻身困难，站立及行走需拄拐。患者在病程中无言语不清、肢体麻木、吞咽困难、二便功能障碍。为求系统诊治，以"痉挛性瘫痪待排"收入我院神经内科。患者自发病以来，神志清，精神可，饮食、睡眠一般，大小便正常，体重下降约 5 kg。

该患者既往有"慢性乙型病毒性肝炎"病史 10 余年，平时口服阿德福韦酯 10 mg（1 次/天）；"糖尿病"病史 10 余年，口服二甲双胍 0.5 g（1 次/天）。适龄结婚，育有 1 子 1 女，配偶及子女体健。家族中无类似患者，否认家族遗传倾向的疾病。

入院查体：T 36.4 ℃，P 66 次/分，R 17 次/分，BP 136/76 mmHg。身高 160 cm，体重 48 kg，BMI 18.75 kg/m²（身高较病前缩短约 5 cm）。浅表淋巴结无肿大，心肺腹查体未见明显异常。脊柱轻度向左侧弯，胸腰椎压痛（＋），胸廓、

骨盆挤压痛(＋)。双上肢肌力 5 级,双下肢近端肌力 3 级(因疼痛查体欠配合),远端肌力 4 级。四肢肌张力正常。双上肢腱反射(＋＋),双下肢腱反射(＋＋＋),病理征未引出。

入院初步诊断:痉挛性瘫痪待排。

痉挛性瘫痪主要表现为双下肢肌张力增高,腱反射活跃亢进,病理反射阳性,呈剪刀步态。对患者进行反复病史询问、仔细体格检查后,发现该患者最突出的问题是"痛",因全身疼痛,导致活动受限。该患者神经系统查体无特异性表现,下肢肌力减退、腱反射稍活跃均考虑由疼痛所致。患者的症状体征不支持神经系统原发性疾病。

入院后完善辅助检查:血常规:血红蛋白 110.00 g/L。尿常规:尿蛋白(＋＋),葡萄糖(＋＋＋),尿 pH 值 5.5。肝肾功能:碱性磷酸酶 468 U/L,肌酐 100 μmol/L,尿酸 74 μmol/L。电解质:钠 142 mmol/L,钾 3.06 mmol/L,氯 108 mmol/L,钙 2.23 mmol/L,磷 0.37 mmol/L,镁 0.86mmol/L,二氧化碳结合力 15.6 mmol/L。空腹血糖 4.53 mmol/L,糖化血红蛋白 6.0%。C 反应蛋白、血沉、甲状腺功能、叶酸、维生素 B_{12}、风湿系列、ANCA、肌酸激酶等均未见异常。

患者为老年女性,消瘦、全身疼痛,伴有轻度贫血、肾功能受损,需高度怀疑多发性骨髓瘤,另外,需排查有无实体瘤累及椎体、压迫骨髓可能。围绕肿瘤方向,进一步完善检查:血 κ、λ 轻链正常,尿 κ、λ 轻链升高,免疫固定电泳阴性,骨髓穿刺提示大致正常骨髓象。血肿瘤标志物未见异常,胸腹盆腔 CT 未见占位性病变。肩、肘、髋、膝关节 X 线摄片:双肩、肘、腕、髋、膝骨质疏松;双侧尺骨远端、左侧桡骨颈陈旧性骨折;双侧耻骨形态失常,左侧股骨颈骨折(见图 1)。腰椎 MRI:L1～2、L2～3、L3～4、L4～5、L5～S1 腰椎间盘膨出,腰椎退行性变。经完善上述检查,不支持多发性骨髓瘤诊断,未见实体瘤证据。

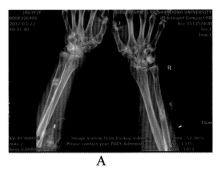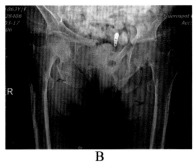

图 1　X 线摄片
A:双侧尺骨骨折;B:耻骨形态失常,左侧股骨颈骨折。

重新梳理病情并多学科会诊,引起多发性骨痛的常见原因有肿瘤性疾病、感染性疾病、风湿性疾病及影响钙磷代谢的疾病,经过前期的排查,风湿、感染、肿瘤均无相应证据。在钙磷代谢方面,发现患者的血磷明显低于正常,经内分泌科会诊,考虑由阿德福韦酯引起的范可尼(Fanconi)综合征、低磷性骨软化症。

问题思考

问题1:鉴别诊断考虑什么?

简述:该患者突出表现为全身疼痛,可能引起全身疼痛的疾病包括:肿瘤性疾病、感染性疾病、风湿性疾病及代谢性疾病等。

讨论:

(1)肿瘤性疾病

原发骨肿瘤(如骨肉瘤、软骨肉瘤等)、转移性骨肿瘤(如前列腺癌、肺癌、乳腺癌骨转移等)、血液系统肿瘤(如多发性骨髓瘤、淋巴瘤、白血病等)均有可能引起全身骨痛。该患者老年女性,骨痛、贫血、肾功能受损,需重点考虑多发性骨髓瘤可能。

(2)感染性疾病

特异性病原体感染及非特异性病原体感染可引起关节炎、化脓性骨髓炎等,从而导致多发疼痛。一般有发热、乏力等全身表现,炎症指标多升高。该患者无发热等感染表现,炎症指标不高,感染性疾病可能性小。

(3)风湿性疾病

类风湿性关节炎、强直性脊柱炎、系统性红斑狼疮等风湿性疾病可引起全身多发疼痛。类风湿性关节炎一般为对称性、累及多关节,活动期可出现晨僵现象,可出现关节肿痛及关节畸形,类风湿因子常呈阳性。强直性脊柱炎多见于青年人,多累及脊柱,外周关节多为非对称性累及,HLA-B27常阳性,类风湿因子阴性。系统性红斑狼疮多见于青年女性,可引起关节痛、关节炎、肌痛、肌无力等,多有肾脏、神经、血液、呼吸、皮肤等多系统受累,抗Sm抗体、抗ds-DNA抗体和ANA多为阳性。

(4)代谢性疾病

影响钙磷代谢的疾病,如原发性甲状旁腺功能亢进症、肾性骨病、Fanconi综合征等可引起全身骨痛。原发性甲状腺功能亢进症表现为甲状旁腺激素升高、血钙升高、血磷降低;肾性骨病表现为肾功能衰竭、低钙高磷、甲状旁腺激素继发性升高;Fanconi综合征为近端肾小管功能异常,对钠、钾、钙、磷、碳酸氢钠、尿酸、葡萄糖、氨基酸、蛋白质等多种物质重吸收减少,由于尿磷升高,导致血磷下降、骨骼矿化障碍。

问题 2:对该患者最可能的诊断是什么?

简述:对该患者最可能的诊断为 Fanconi 综合征。

讨论:Fanconi 综合征也称为骨软化-肾性糖尿-氨基酸尿-高磷酸尿综合征,是遗传性或获得性近端肾小管的功能异常引起的一组症候群。表现为近端肾小管对多项物质转运功能障碍:包括钠、钾、钙、磷、碳酸氢钠、尿酸、葡萄糖、氨基酸、蛋白质等。由于尿磷增加、血磷持续下降,引起骨骼矿化障碍、普遍性骨质疏松、多发性假骨折,表现为:早期症状不明显;疼痛开始于负重部位,始于下肢和腰骶部,逐渐发展到骨盆、脊柱、胸廓和肋骨;疼痛由间歇性逐渐变为持续性;活动常受限:病初不能长距离行走 → 坐位起立困难 → 走路摇摆 → 步行困难 → 卧床不起 → 甚至不能自主翻身;轻微创伤即可发生病理性骨折;身高日渐缩短,可达 10 cm。

该患者全身疼痛,始于下肢,逐渐向上发展,并出现活动受限,检查示血磷降低、血钾降低、二氧化碳结合力降低、尿糖增加、尿蛋白增加,X 线摄片示普遍性骨质疏松、多发骨折,符合 Fanconi 综合征、低磷性骨软化症。

Fanconi 综合征的病因可分为遗传性和获得性,获得性的原因包括慢性间质性肾炎、干燥综合征、中毒性肾损害(药物、重金属等)、多发性骨髓瘤、肿瘤相关性肾病等。该患者起病年龄较大,无其他遗传病相关家族史及临床表现,不支持先天遗传因素所致 Fanconi 综合征。在获得性因素中,患者无风湿、肿瘤、肾炎等相关疾病病史,无重金属接触史,需重点排查有无药物因素可能。经查阅文献,抗病毒药物阿德福韦酯经肾排泄,主要不良反应为肾小管损伤,可引起 Fanconi 综合征、低磷性骨软化症、血肌酐升高等[1,2]。其具体致病机制尚不清楚,可能与肾小管上皮细胞膜上的阴离子转运蛋白-1(HOAT-1)和多药耐药蛋白-2(MRP-2)相关[3]。HOAT-1 的过表达和(或)MRP-2 的低表达均可造成阿德福韦酯在近端肾小管上皮细胞中的积聚,而高浓度的阿德福韦酯通过抑制线粒体 DNA 聚合酶,阻断肾小管上皮细胞的氧化呼吸,引起肾小管上皮细胞功能障碍,严重时可导致肾小管细胞凋亡[4]。阿德福韦酯引起肾脏损伤的特点为:剂量依赖性、时间依赖性、可逆性[5,6],本病预后相对较好,多数患者可在停药后的第 2~12 个月内血磷逐步上升、骨痛逐渐缓解[7,8]。

问题 3:对该患者的处理方案是什么?

简述:调整抗病毒药物,纠正电解质紊乱,促进骨质矿化。

讨论:停用阿德福韦酯,改用其他抗病毒药物,避免肾小管进一步损伤;予停用阿德福韦酯,改用恩替卡韦抗病毒治疗;纠正低磷血症,促进骨质矿化:应用中性磷酸盐溶液口服,将 $Na_2HPO_4 \cdot 12H_2O$ 73.1 g,KH_2PO_4 6.4 g 溶解于 1000 mL 蒸馏水,起始量 5 mL(1 次/5 小时);纠正电解质紊乱及酸碱失衡:补钾、补钙、纠酸等对症处理;低尿酸血症、氨基酸尿及蛋白尿一般不需特殊治疗。

随访和转归

治疗第 10 天,患者血磷升至 0.67 mmol/L,血钾 3.93 mmol/L,停用补钾治疗;治疗至 3 个月,复查血钾稳定在 4.0 mmol/L 左右,血磷稳定在 0.7 mmol/L 左右,停用中性磷口服液,继续补钙、补充维生素 D 治疗。治疗 40 天患者骨痛缓解,可自行翻身;治疗 2 个月能自行上下床,脱拐站立;治疗 4 个月可自行走平路。治疗后 1 年,患者骨痛基本消失,血电解质水平稳定,尿蛋白较前减少,血肌酐较前下降,肾功能好转。

病例小结

- 对于全身疼痛的患者,应注意其钙磷代谢状况。
- 阿德福韦酯可引起 Fanconi 综合征、低磷性骨软化症,对于患有慢性乙肝、服用阿德福韦酯抗病毒治疗的患者,应定期复查电解质、肾功能情况,必要时及时调整治疗措施。

参考文献

[1] LEE H J, CHOI J W, KIM T N, et al. A case of severe hypophosphatemia related to adefovir dipivoxil treatment in a patient with liver cirrhosis related to hepatitis B virus[J]. Korean J Hepatol,2008,14(3): 381-386.

[2] IZZEDINE H, HULOT J S, LAUNAY-VACHER V, et al. Renal safety of adefovir dipivoxil in patients with chronic hepatitis B: Two double-blind, randomized, placebo-controlled studies [J]. Kidney Int, 2004, 66: 1153-1158.

[3] WEI Z, HE J W, FU W Z, et al. Osteomalacia induced by long-term low-dose adefovir dipivoxil: Clinical characteristics and genetic predictors[J]. Bone,2016,93:97-103.

[4] 付宽,孙凤霞,李晓玲,等. 阿德福韦酯在治疗肝病中的肾脏-骨骼损害作

用[J]. 中国肝脏病杂志（电子版），2016,8(3):30-33.

[5]WU C,ZHANG H,QIAN Y,et al. Hypophosphatemic osteomalacia and renal fanconi syndrome induced by low-dose adefovir dipivoxil：A case report and literature review suggesting ethnic predisposition[J]. J Clin Pharm Ther,2013,389(4):321-326.

[6]梅栖榕,杨丽,沈毅. 慢性乙型肝炎患者长期服用阿德福韦酯与肾性低磷血症的相关性[J]. 肝脏,2020,25(3):311-313.

[7]HIROYUKI E,MUNEHISA T，TAM J，et al. Hypophosphatemic osteomalacia due to drug-induced fanconi syndrome associated with adefovir dipivoxil treatment for hepatitis B[J].Intern Med,2014,53(3):233-237.

[8]秦黄旋,刘益勇,曾之晅,等. 阿德福韦酯致低磷骨软化症1例的诊疗体会[J]. 内科急危重症杂志,2018,24(1):85-88.

作者:马文杰;审核:何兰杰;校对:何兰杰

案例
15

细微之处寻真,蛛丝马迹求解
——儿童四肢疼痛罕见病 1 例

关键词

马吉德(Majeed)综合征;慢性复发性多灶性骨髓炎;先天性红细胞生长不良性贫血;基因突变

临床资料

患儿,男,3 岁 9 个月,汉族,因"反复四肢疼痛 3 年余"于 2019 年 11 月 28 日入院。

患儿从 8 月龄起经常哭闹不安,夜间哭闹重,触碰下肢哭闹更明显。1 岁 6 个月会独走,但走路不稳,姿势异常,呈避痛步态,较少自主走动,强扶走动会哭闹不安。语言发育落后,2 岁起会表达双侧肘关节、双侧膝、踝关节及足背部疼痛。反复就诊多家医院,靠长期口服布洛芬缓解疼痛,停药后疼痛复现。曾在外院行膝关节 MRI、超声检查,提示双膝关节少量积液。髋关节 X 线及颅脑 MRI 未见异常。多次血常规检查示轻度贫血(HGB 95～109 g/L),血沉增快(43～66 mm/h),C 反应蛋白升高(22.62～165.04 mg/L)。抗 O、类风湿因子、抗核抗体检查未见异常。患儿自发病以来精神一般,自主活动少,饮食一般,因疼痛夜间睡眠差,体重、身高增长欠佳。

患儿系母亲第一次怀孕,足月顺产,出生体重 3100 g,无窒息史。3 个月抬头,4 个月翻身,6 个月会坐,9 个月会爬,1 岁 6 个月会独走,走路不稳,避痛步态。语言发育落后,2 岁会叫爸爸、妈妈,3 岁 9 个月仅会说 4～5 字短句。无传染病接触史,预防接种史按计划完成,父母非近亲结婚,家族中无类似患者。

体格检查：身高 98 cm（－1SD），体重 12 kg（－2SD）。可说短句，语言表达欠流利。双手动作笨拙，走路动作慢，不会双足跳，走路呈避痛步态。面容无特殊，心、肺、腹查体无异常。四肢无畸形，各关节无明显肿胀，关节活动无明显受限。双膝关节、左踝、左足背有叩痛。四肢肌力、肌张力稍弱，肌容积减少，高尔（Gower）征阳性，无腓肠肌肥大。双膝腱反射正常，病理征阴性。

初步诊断：①四肢疼痛原因待查；②发育落后原因待查；③轻度贫血。

以"四肢疼痛"为线索分析，患儿起病年龄小，病程长，反复四肢疼痛、C 反应蛋白（CRP）高、血沉（ESR）增快。可能原因：①感染：细菌？结核？免疫缺陷病？②血液病？③骨肿瘤？④结缔组织病？同时患者发育落后，表现为步态异常，肌容积减少，Gower 征阳性，语言发育落后，在儿童最多见于遗传代谢行疾病，比如：①进行性肌营养不良？②线粒体脑肌病？③脊髓性肌萎缩？

入院后完善辅助检查。血常规：白细胞 14.4×10^9/L，中性粒细胞计数 0.98×10^9/L，血红蛋白 103 g/L，红细胞计数 4.44×10^{12}/L，平均红细胞体积75.9 fL，平均红细胞血红蛋白含量 23.2 pg，血小板 360×10^9/L。红细胞形态：部分红细胞中心淡染区扩大。ESR 48 mm/h，CRP 33.3 mg/L，IL-6 63.79 pg/mL。抗"O"、类风湿因子（RF）、免疫球蛋白、补体正常。抗 SM 抗体、抗 SSA 抗体、抗核抗体、抗双链 DNA 抗体阴性，尿常规正常。超声检查未见肝脾肿大。根据《0～6岁小儿神经心理发育诊断量表》测试，患儿发育商（DQ）为 74 分（中下智力，偏低）。下肢骨 MRI 示双侧膝关节、双侧胫骨中远段多发病变，呈斑片状 SPAIR 高信号，边缘不清，符合多灶性骨髓炎影像学改变。右侧股骨远端周围软组织水肿（见图 1）。四肢肌电图检查未见异常。骨髓穿刺细胞学检查示有核细胞少，考虑稀释。

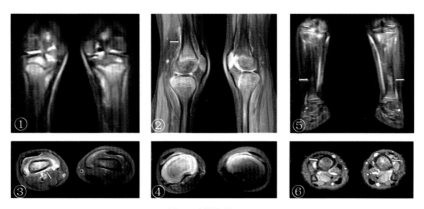

图 1　患儿骨 MRI

①～④：双侧胫骨近端及股骨远端弥漫骨髓水肿，胫骨近端表现明显。②③：箭头显示右侧股骨远端周围软组织水肿，未见骨膜反应；⑤⑥：提示双侧胫骨下端少量骨髓水肿。

根据患者入院前后的辅助检查,患者多次检验风湿免疫病相关抗体阴性,无结缔组织病证据;骨 MRI 排除骨肿瘤;患者入院时合并呼吸道感染,血常规白细胞稍高,未经抗生素治疗后复查白细胞正常,肢体疼痛不伴发热、盗汗等感染中毒症状,肢体疼痛部位无红肿热,病程反复 3 年余,可排除感染性骨髓炎;血液系统疾病,患者仅表现为轻度贫血,粒细胞及血小板正常,无反复感染及出血,无肝脾淋巴结肿大,考虑血液系统疾病可能性小,建议复查骨髓象进一步排除。

患者入院后的初步检查示多发性无菌性骨髓炎,属于自身炎症性疾病,我们追本溯源,同时考虑患者还"发育落后"——警惕遗传代谢病。因此,进一步完善基因检查。

基因 LPIN2(NM_014646)中存在两处杂合突变,分别为移码突变 c.2534delG(p.G845Efs*9)和错义突变 c.1966A＞G(p.N656D)。LPIN2 基因报道与 Majeed 综合征有关。c.2534delG 导致 mRNA 翻译移码,打破了氨基酸的正常排序,并致使蛋白提前截断,可能影响蛋白质正常表达、结构或功能。错义突变 c.1966A＞G 导致不带电荷的极性天冬酰胺变为带电的天冬氨酸,可能对蛋白内部的结构稳定性造成影响。经 MutationTaster2、SIFT、Provean 和 Polyphen-2 不同软件预测,二者均为有害突变。两个突变在人类基因突变数据库(HGMD)中均未见报道。家系验证结果显示此两处杂合突变分别来自其父亲与母亲,为复合杂合突变(见图 2)。

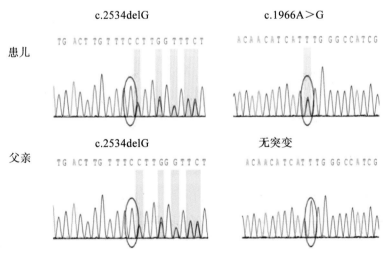

图 2　患儿及父母基因检测结果(一)

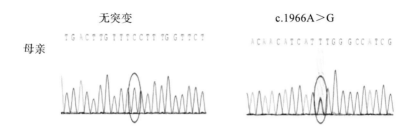

图 2 患儿及父母基因检测结果(二)

注:一代 Sanger 测序结果图(反义链):患儿 *LPIN2* c.2534delG 突变,其父亲携带相同突变,母亲基因型为野生型。患儿 *LPIN2* c.1966A>G 杂合突变,此位点其父为野生型,母亲携带相同突变。

问题思考

问题 1:鉴别诊断考虑什么?

简述 1:儿童反复关节肢体疼痛需与化脓性骨髓炎、幼年特发性关节炎、白血病骨浸润等疾病鉴别。

讨论 1:

(1)化脓性骨髓炎

化脓性骨髓炎致病菌多为金葡菌,其次为链球菌、肺炎双球菌、大肠杆菌、流感嗜血杆菌等。感染途径为血源性、外伤性或由邻近的感染病灶蔓延,多发生在长骨。临床表现为急性期全身中毒症状严重,可有寒战、高热、抽搐,局部有红肿热痛。MR 表现为骨髓、骨骺、软骨、周围软组织信号改变。血常规(WBC)升高,CRP、ESR、PCT 升高。该患儿病程长,隐匿性起病,肢体疼痛时无高热、寒战等感染中毒症状,疼痛局部无红肿热,入院后多次复查血常规检查白细胞正常,遂可排除感染引起骨髓炎。

(2)幼年特发性关节炎(juvenile idiopathic arthritis,JIA)

16 岁以下儿童不明原因关节疼痛肿胀,持续 6 周以上者诊断为 JIA。慢性关节炎为主要特征。除关节炎症和畸形外常有不规则发热、皮疹、肝脾淋巴结肿大、胸膜炎及心包炎等全身症状和内脏损害。该患儿反复多关节疼痛,同时存在血沉增快,CRP 增高与该病类似,除关节疼痛还有足背及小腿疼痛,下肢磁共振检查示多发骨髓炎,遂排除了该病诊断。

(3)白血病骨浸润

白血病骨浸润是由于儿童骨髓绝大部分均为红髓,患儿髓腔内白血病细胞大量增生浸润和破坏白血病邻近骨组织,引起骨关节痛,常见于四肢、关节及胸骨。临床表现为游走性关节肿胀、疼痛,长骨呈弥漫性针刺样疼痛。X线表现为骨溶解破坏,干骺端横行透明带,骨质疏松,骨膜反应。本患儿多次血常规提示存在轻度贫血,白细胞及血小板正常,无反复感染、出血、肝脾肿大、淋巴结肿大等表现。入院后初次骨髓穿刺为稀释骨髓象,可复查进一步排除。

简述2:患儿发育落后,步态异常,肌容积减少,Gower征阳性,常见于遗传代谢性疾病,需重点与进行性肌营养不良、线粒体脑肌病、脊髓性肌萎缩等鉴别。

讨论2:

(1)进行性肌营养不良

进行性肌营养不良是指一组早期发病的遗传代谢性疾病,表现为近端受累为主的骨骼肌进行性无力、萎缩,假性肌肥大。以杜氏型肌营养不良症(DMD)最多见。查体可发现"翼状肩",走路呈鸭步,Gower征阳性。该病通常无肌肉关节疼痛,无感觉障碍。本患儿有四肢肌肉萎缩,Gower征阳性,但存在肢体疼痛,且肌酶/肌电图检查未见异常,与该病特点不符合,进一步完善基因检查明确诊断。

(2)线粒体脑肌病

线粒体脑肌病是以线粒体结构功能异常所导致的脑和肌肉受累为主的多系统疾病,骨骼肌不能耐受疲劳,神经系统表现为卒中样发作,偏瘫、失语、癫痫、智能障碍等。血乳酸及丙酮酸增高,肌电图为肌源性改变,肌肉活检可见破碎红纤维。基因检查可协助诊断。该患儿语言发育落后,肌肉萎缩,自主活动少,但无癫痫、高乳酸血症等,遂需进一步完善基因检查排除该病。

(3)脊肌萎缩症(spinal muscular atrophy,SMA)

SMA是一组由于下运动神经元变性导致进行性肌无力和肌萎缩的疾病。常染色体隐性遗传,主要是由于运动神经元存活基因1(survival motor neuron 1,SMN1)纯合子缺失或突变而导致。脊髓前角细胞变性,以进行性对称性近端为主肌张力减低、肌无力、肌肉萎缩,近端重于远端,下肢重于上肢。智力正常,感觉无受累。肌电图检查示神经源性损伤,记忆检测可协助诊断。该患儿肌电图检查未见异常,进一步基因检查排除该病。

问题2:对该患儿最可能的诊断是什么?

简述:本例患儿具有慢性复发性多灶性骨髓炎临床特点及影像学表现,自幼多次血常规示轻度贫血,即具备Majeed综合征的两项主要症状。同时存在发育落后,关节肿痛时伴有发热、血沉快、C反应蛋白增高提示存在自身炎症反应。在Majeed综合征相关基因 LPIN2 外显子区域发现两处杂合突变,故诊断

Majeed 综合征成立。

讨论:Majeed 综合征是一种罕见的常染色体隐性遗传、自身炎症性疾病,以慢性复发性多灶性骨髓炎(chronic recurrent multifocal osteomyelitis,CRMO)和先天性红细胞增生不良性贫血(congenital dyserythropoietic anaemia ,CDA)为特征,常伴有反复发热及嗜中性粒细胞皮肤病,发育迟缓、青春期延迟等表现[1]。目前国外已报道该病共计 13 例[2~8],国内仅报道 1 例[9]。患者多在 2 岁以内出现症状,也有患者在儿童晚期才出现症状,CRMO 和 CDA 症状严重程度有差异。

Majeed 综合征 1989 年由马吉德(Majeed)等首次描述[2],2005 年弗格森(Ferguson)等鉴定出 LPIN2 为致病基因[10]。LPIN2 基因定位于 18P11.31,大约 1.8 Mb,包含 23 个外显子。LPIN 基因家族包括三种成员:LPIN1(2P25.1),LPIN2(18P11.31)及 LPIN3(20q12)。三种基因均编码磷脂磷酸酯酶,在甘油脂生物合成中起关键作用,也是一种转录调节因子[11]。研究证实 LPIN2 基因产物在炎症级联的调节中起关键作用,可调控炎症小体的活化程度,降低白细胞介素-1β(IL-1β)前体水平从而影响机体免疫功能[12]。阻断白细胞介素-1(IL-1)的治疗策略可改善 Majeed 综合征的临床症状[6],证明 IL-1 在发病中起重要作用。

经检索万方数据知识平台、中国期刊全文数据库、Pubmed 数据库,目前已报道 Majeed 病例共 6 个家系,计 14 例患者,男性 9 例,女性 5 例。发病年龄 1 个月~8 岁。诊断年龄最小 8 个月,最大 18 岁。其中国外资料 5 个家系[2~8],阿拉伯裔 9 例,土耳其裔 2 例,印度裔 2 例,共计 13 例。父母均为近亲结婚,患者均为 PLIN2 基因纯合突变。国内报告 1 例[9],汉族,父母非近期结婚,患者为 PLIN2 基因复合杂合突变。目前文献已报道的家系之间突变位点均不同,症状包括 CRMO14 例,CDA14 例,反复发热 8 例,生长迟缓 9 例,肝脾肿大 8 例,银屑病家族史 4 例(阿拉伯裔),Sweet 综合征 4 例。

以往资料报道多灶性骨髓炎磁共振影像学特点为胫骨近端、远端干骺区 T2 高信号或中央低信号、边缘高信号的环形病变。X 线平片胫骨远端周围硬化。骨活检可见骨髓间隙纤维化、出血,骨膜增生[3,7~9]。此患儿影像资料提示多发骨髓炎部位周围软组织亦可受累。

本例患儿肌肉容积减少、Gower 征阳性等症状,以往资料未提及。其肌电图检查正常,基因全外显子测序未发现其他有意义突变,故考虑与其自幼下肢疼痛、活动受限导致四肢受累肌肉失用性萎缩有关。本例患儿智商偏低,语言、运动发育落后,推测本病亦可累及中枢神经系统。符合文献报道 Majeed 综合征临床表型存在差异这一观点[7]。

问题 3:对该患儿的治疗方案是什么?

简述:自身炎症性疾病的特点是反复发作的炎症性症状,而自身抗体滴度不高。非甾体消炎药、糖皮质激素治疗 Majeed 综合征疗效不理想[1,8,10],抗IL-1治疗药物阿那白滞素(anakinra)能取得可靠疗效[8,9]。

讨论:本病例应用非甾体消炎药、糖皮质激素治疗效果亦不理想。于我院应用英夫利西单抗治疗半年余,首次给予 5 mg/kg,在首次给药后第 2 周和第 6 周及以后每隔 6 周给予一次相同剂量。

随访和转归

患儿于我院应用英夫利息单抗序贯治疗 1 年余,疼痛强度及频率减轻。自主活动较前增多,可双足跳、可跑步。目前仍在治疗随访中。

病例小结

• 幼小儿童对于疼痛部位及特点描述不清,需通过仔细的体格检查和必要的、详细的辅助检查来进行诊断和鉴别诊断。

• 儿童发育落后,需考虑遗传代谢性疾病,基因检测的广泛应用使新的、罕见疾病被不断发现。

参考文献

[1]FERGUSON P J,EL-SHANTI H I. Autoinflammatory bone disorders [J]. Curr Opin Rheumatol,2007,19:492-498.

[2] MAJEED H A,KALAAWI M,MOHANTY D,et al. Congenital dyserythropoietic anemia and chronic recurrent multifocal osteomyelitis in three related children and the association with Sweet syndrome in two siblings[J]. J Pediatr,1989,115(5Pt1):730-734.

[3]MAJEED H A,EI-SHANTI H,AI-RIMAWI H,et al. Onmice and men:anautosomal recessive syndrome of chronic recurrent multifocal osteomyelitis and congenital dyserythropoietic anemia[J]. J Pediatr,2000,137 (3):441-442.

[4] MAJEED H A,AI-TARAWNA M,EI-SHANTI H,et al. The

syndrome of chronic recurrent multifocal osteomyelitis and congenital dyserythropoietic anamia. Report of a new family and review[J]. EurJ Pediatr, 2001,160(12):705-710.

[5]AI-MOSAWI Z S, AI-SAAD K K, I JADI-MAGHSOODI R, et al. A splice site mutation confirms the role of LPIN2 in Majeed syndrome[J]. Arthritis Rheum,2007,56(3):960-964.

[6]HERLIN T, FIIRGAARD B, BJERRE M, et al. Efficacy of anti-IL-1 treatment in Majeed syndrome[J]. Ann Rheum Dis,2013,72(3):410-413.

[7]RAO A P, GOPALAKRISHNA D B, BING X, et al. Phenotypic variability in Majeed syndrome[J]. J Rheumatol,2016,43(6):1258-1259.

[8]AL MOSAWI Z, MADAN W, AL-MOOSAWI B, et al. Dramatic Response of Familial Majeed Syndrome to Interleukin-1 Antagonist Therapy: Case report[J].Arch Rheumatol,2019,34(3):352-356.

[9]欧榕琼,李莎,周小琳等. Majeed 综合征的临床治疗及文献复习[J]. 中华实用儿科临床杂志,2019,34(19):1500-1502.

[10]FERGUSON P J, CHEN S, TAYEH M K, et al. Homozygous mutations in LPIN2 are responsible for the syndrome of chronic recurrent multifocal osteomyelitis and congenital dyserythropoietic anaemia (Majeed syndrome)[J]. J Med Genet,2005,42:551-557.

[11]MICHOT C, HUBERT L, ROMERO N B, et al. Study of LPIN1, LPIN2 and LPIN3 in rhabdomyolysis and exercise-induced myalgia[J]. J Inherit Metab Dis,2012,35:1119-1128.

[12]LORDÉN G, SANJUÁN-GARCÍA I, DE PABLO N, et al. Lipin-2 regulates NLRP3 inflammasome by affecting P2X7 receptor activation[J]. J Exp Med,2017,214:511-528.

作者:孙丽伟;审核:黄启坤;校对:李玲

案例
16

支气管扩张为哪般？
——老年女性伴咳痰、发热

关键词

支气管扩张；普通变异型免疫缺陷病；低丙种球蛋白血症

临床资料

患者，女性，65岁，农民。因"髋部及右下肢疼痛半月"于2019年1月20日收入我院外科。

患者半月前因外伤致髋部及右下肢疼痛，最初因自觉症状较轻可耐受未就诊，后因活动耐力下降来我院，考虑"右盆部占位、血肿可能性大"，予以止血、成分输血、抗感染、祛痰、氧疗等，患者贫血好转，下肢疼痛减轻，但喘憋明显，咳黄脓痰，且伴有体温波动（37.2～38.5 ℃）。考虑到患者难以耐受外科手术，为进一步控制肺部感染、改善肺功能转入呼吸内科。入呼吸内科后，进一步追溯患者病史，该患者20余年前开始无明显原因及诱因，间断出现咳嗽、咳痰，有时为黄脓痰，自行间断口服抗生素等，症状时轻时重，自觉活动耐力逐渐下降。

入院查体：T 37.5℃，P 110次/分，R 20次/分，BP 120/75 mmHg。不吸氧 SaO_2 92%。神志清，精神差，胸廓对称，双肺呼吸音粗，双肺可闻及弥漫粗湿啰音、下肺为著。心律齐，心率（HR）110次/分，各瓣膜听诊区未闻及病理性杂音，双下肢无水肿。

辅助检查：血常规示白细胞 9.82×10^9/L，中性粒细胞百分比78%，血红蛋白 98 g/L。降钙素原（PCT）0.21 ng/mL（0～0.15 ng/mL）。胸部CT示双肺支气管扩张伴感染（见图1A）。

初步诊断：支气管扩张伴感染、盆腔血肿。

入院后予患者以常规氧疗及左氧氟沙星、哌拉西林/他唑巴坦等广谱抗生素抗感染治疗效果差，患者呼吸衰竭仍难以纠正。进一步完善特殊病原体，血清G、GM、T-SPOT，风湿结缔组织病相关化验如 ANCA、ANA 谱等，免疫相关检查如淋巴细胞亚群、体液免疫六项等。化验体液免疫六项 IgA、IgM、IgG 亚型均明显下降（见表 1）。

问题思考

问题 1：鉴别诊断考虑什么？

简述：当支气管扩张症合并低丙种球蛋白血症时，要考虑下列疾病可能：性联无丙种球蛋白血症、Good's 综合征、普通变异型免疫缺陷病。

讨论：

(1)性联无丙种球蛋白血症

性联无丙种球蛋白血症为 X 连锁隐性遗传病，1952 年由布鲁顿（Bruton）首先报道，故又名 Bruton 病，多于婴幼儿发病，男性发病，女性为携带者，实验室检查中丙种球蛋白低，血清 IgG、IgA、IgM 水平显著减低，外周血 B 淋巴细胞极少，甚至不能被测出，预后差。该患者为女性，否认家族中类似疾病患者，故可排除。

(2)Good's 综合征

Good's 综合征又名胸腺瘤相关免疫缺陷综合征，1954 年古德（R.A.Good）首次报道了 1 例患有胸腺瘤及低丙种球蛋白的成年患者。这是一种以胸腺瘤、低丙种球蛋白血症、外周血 B 淋巴细胞减少或缺如为特点的成人免疫缺陷病，临床表现为慢性副鼻窦炎、支气管扩张或慢性腹泻、低丙种球蛋白血症、胸腺瘤。该患者胸部 CT 未见胸腺瘤征象，故可排除。

(3)普通变异型免疫缺陷病（common variable immunodeficiency，CVID）

CVID 为一组较为常见的原发性体液免疫缺陷病，1953 年珍妮薇（Janeway）发现第 1 例 CVID 患者，以免疫球蛋白 G（IgG）减少伴或不伴 IgA、IgM 减低为特征，外周血 B 细胞大多正常。

问题 2：该患者最可能的诊断是什么？

简述：考虑该患者最可能的诊断：低丙种球蛋白血症—普通变异型免疫缺陷病（CVID）可能。

讨论：CVID 作为临床最常见的原发性免疫缺陷病，仍为少见病，国外统计该病的发病率为 1/10000～1/50000，发病率各个地区报告存在较大差异，可能与各地区诊断标准和医疗水平相关。CVID 可在任何年龄发病。其发病机理极其复杂，为一组不同原因所致的低免疫球蛋白血症，仅部分患者存在遗传背景，目前发现 ICOS、BAFF、TACI、TWEAK、CD20、CD21、PIK3CD、PIK3R1、LRBA 等基因突变与其发病相关，以 TACI 基因缺陷最常见。一般认为主要是 B 细胞分化障碍从而导致免疫球蛋白的释放障碍。

CVID 的诊断主要依据临床表现及免疫学检查，目前多采用欧洲免疫缺陷病协会（European Society for Immunodeficiencies，ESID）/全美免疫缺陷病协作组（Pan-American Group for Immunodeficiency，PAGID）的诊断标准：年龄超过 2 岁，临床表现反复感染，至少 1 种免疫球蛋白（主要包括 IgG、IgM、IgA）水平低于同年龄平均值 2 个标准差，同时排除已知的其他可导致免疫球蛋白减少的疾病（包括先天性低丙种球蛋白血症、共济失调毛细血管扩张症、选择性 IgA 缺乏症、药物引起的低免疫球蛋白血症等）。

CVID 患者的临床表现多样，以反复感染最为常见，感染以呼吸道和消化道为主，且多并发自身免疫性疾病、恶性肿瘤、淋巴增殖性疾病、肉芽肿性疾病，并发系统性自身免疫病者以女性居多。CVID 患者常见并发慢性呼吸系统疾病如支气管扩张，可能与其反复下呼吸道感染、$CD4^+$ T 细胞减少、诊断延迟相关。其并发胃肠道疾病者常表现为反复腹泻、腹痛、消化不良，病理可提示明显的浆细胞缺失。

CVID 的血液学特征是血浆免疫球蛋白减少和 B 淋巴细胞功能异常。

感染、慢性肺部疾病、恶性肿瘤是 CVID 患者的主要死亡原因。

问题 3：对该患者的治疗方案是什么？

简述：CVID 目前尚无根治方法，主要治疗为免疫球蛋白替代治疗。

讨论：免疫球蛋白替代治疗可能降低其感染发生概率。目前指南推荐静脉注射免疫球蛋白（Intravenous Immunoglobulin，IVIg）的起始剂量为每月 $0.4\sim0.5$ g/kg，皮下注射的起始剂量为每月 $0.4\sim0.6$ g/kg，建议终身治疗，维持血浆 IgG 水平在 5 g/L 以上。存在支气管扩张、肠道疾病者可给予更高剂量。需要同时针对并发症联合治疗，包括合并感染时候的抗感染治疗、合并自身免疫疾病时候的免疫抑制剂治疗及针对恶性肿瘤的化疗等。CVID 患者因更容易发生严重感染，抗生素的使用更为频繁，因此易并发耐药菌感染。反复消化道感染可能合并叶酸、维生素 B_{12} 缺乏，需要酌情干预。也有临床应用胸腺肽治疗 CVID 者，但疗效尚不确切。

随访和转归

本例患者予每月 1 次静脉注射丙种球蛋白 0.4 g/kg,表 1 所示为患者分别于入院时、5 个月、7 个月和 8 个月的实验室检查结果,显示 7 个月后外周血 IgG 大于 2 g/L,患者的咳嗽、咳痰、喘憋及活动耐力较前明显好转。随访 1 年来,患者未再有因急性喘息加重入院情况,尚未出现自身免疫病或恶性肿瘤征象。

表 1　实验室检查

日期 \\ 检查项目	总蛋白/(g/L)	球蛋白/(g/L)	IgA/(g/L)	IgM/(g/L)	IgG/(g/L)
2 月 18 日	48.8	10.8	<0.26	<0.18	<1.35
7 月 15 日	48.8	11.9	<0.26	<0.18	<1.35
9 月 18 日	58.1	15	<0.26	<0.18	2.57
10 月 20 日	55.7	16.2	<0.24	<0.18	4.83

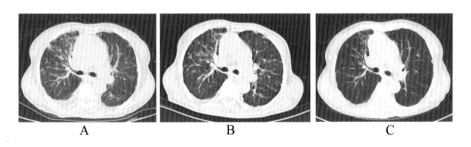

| A | B | C |

图 1　影像学检查

注:图 1 所示为患者就诊前(A)、入科时(B)和复诊时(C)的胸部 CT 影像,可以看出肺渗出影明显减少,提示气道炎性分泌物明显减少。

病例小结

- 支气管扩张症可源于多种病因,应强调病因筛查,追踪溯源。
- 对于反复支气管扩张症伴感染的患者,应考虑低丙种球蛋白血症可能。

参考文献

[1] HILL A T,SULLIVAN A L,CHALMERS J D,et al.British Thoracic Society Guideline for bronchiectasis in adults[J]. Thorax,2019,74(Suppl 1):

1-69.

[2]王宁,徐金富.欧洲成人支气管扩张症管理指南带给我们的思考[J].中华结核和呼吸杂志,2019,2:153-156.

[3]葛亚如,史琦,阎玥,等.成人非囊性纤维化支气管扩张的病因及诊断[J].中日友好医院学报,2018,32(05):307-310.

[4]CONLEY M E,NOTARANGELO L D,ETZIONI A. Diagnostic criteria for primary immunodeficiencies. Representing PAGID(Pan-American Group for Immunodeficiency) and ESID(European Society for Immunodeficiencies)[J]. Clin Immunol,1999,93(3):190-197.

作者:蒲晓新、阮晓云;审阅:刘宝义;校对:姚桂华

难治性心衰
——老年男性伴乏力、憋气

关键词

心力衰竭；水肿；心脏淀粉样变性

临床资料

患者，男性，62岁，因"活动后乏力、胸闷、憋气3月余，加重2周"于2017年8月14日入院。

患者入院前3个月开始出现活动后乏力、胸闷、憋气，当地医院就诊考虑"高血压性心脏病"，经降压及利尿剂治疗后症状缓解。入院前1月上述症状加重至另一家医院就诊，行冠脉造影示冠脉无明显狭窄，超声心动图检查示左室壁弥漫性肥厚，室间隔厚约18 mm，考虑"肥厚型心肌病"不除外，再次给予利尿剂治疗后好转。近2周患者上述症状进一步加重，我院门诊以"心力衰竭、心肌病"收住院。

既往史："高血压"病史5年，发现时140/90 mmHg左右，平时服用硝苯地平缓释片控制血压良好；有阵发性房颤病史2年，未服用抗凝药物，无冠心病、心肌梗死病史，无烟酒等不良嗜好。无心脏疾病家族史及遗传史。

体格检查：T 36.2 ℃，P 89次/分，R 19次/分，BP 133/90 mmHg。眼睑无紫癜，舌体肥大，可见齿痕，双肺呼吸音清，可闻及少量湿性啰音。心率89次/分，心律规则，心音可，各瓣膜听诊区杂音未闻及病理性杂音，双下肢轻度可凹性水肿。

入院初步诊断：①急性心力衰竭？高血压性心脏病？肥厚型心肌病？②高血压（1级，低危）；③阵发性心房颤动。

入院后完善实验室检查：血生化除 Cr 152 μmol/L，K 5.45 mmol/L 外，其余无异常；肌钙蛋白 0.203 ng/mL（0～0.06 ng/mL）；BNP 2630 pg/mL（0～300 pg/mL）；尿蛋白（±）；血轻链：免疫球蛋白 κ 0.73 g/L（1.7～3.7），免疫球蛋白 λ 3.39 g/L（0.9～2.1），κ/λ 0.22（1.35～2.65）；免疫固定电泳：L 轻链阳性；尿轻链：免疫球蛋白 κ 11.8 mg/L（0～7.1），免疫球蛋白 λ 663 mg/L（0～4.1），κ/λ 0.2（0.75～4）；24 小时尿蛋白定量：0.94 g。

患者入院后做电图示窦性心律、肢体导联低电压、胸导 r 波递增不良、ST-T 改变（见图 1）。

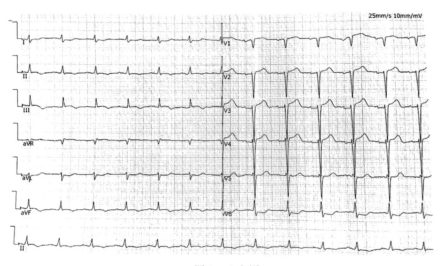

图 1　心电图

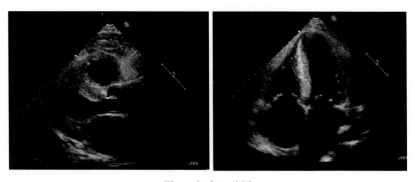

图 2　超声心动图

注：患者超声心动图示左房前后径 50 mm，左室舒张末期内径 41 mm，右房 49×63 mm，右室前后径 25 mm，室间隔厚度 17 mm，左室后壁厚度 13 mm，LVEF 49%，E/e' = 41.3，室间隔可见斑点样回声增强。

问题思考

问题 1:患者的鉴别诊断是什么？

简述:包括高血压性心脏病、肥厚型心肌病(Hypertrophic Cardiomyopathy, HCM)、心脏淀粉样变性(Cardiac Amyloidosis, CA)等。

讨论:

(1)高血压性心脑病

高血压性心脏病是由于高血压长期控制不佳,引起心脏结构和功能的改变,包括早期左室舒张功能减退、左室肥厚(LVH),逐步发展出现左室收缩功能减退,最终进展为射血分数减低的心力衰竭。超声心动图可见左心房扩大和左心室肥厚,以向心性肥厚多见,表现为室间隔与左心室后壁呈对称性肥厚,少数为不规则肥厚,心电图表现为左室面高电压。该患者高血压病程短,平时血压控制良好,其心电图、超声心动图表现与高血压不符,故可排除高血压性心脏病诊断。

(2)HCM

其超声心动图特征为心室壁呈不对称性肥厚,常以室间隔为著,心室腔变小,左心室血液充盈受阻,左心室舒张期顺应性下降。根据左心室流出道有无梗阻分为梗阻性及非梗阻性肥厚型心肌病,部分患者仅累及左室心尖部,大约50%患者存在家族史。心电图多表现为左室面高电压,J 点与 ST-T 下移,T 波非对称性深倒置等改变。该患者心电图存在肢体导联低电压、胸导 R 波递增不良,也不符合 HCM 的心电图表现。

(3)CA

CA 是由于异常折叠的蛋白分子构成的不可溶性纤维沉积物在心肌聚集而导致的以心力衰竭、心律失常和心肌缺血为主要表现的临床综合征,是限制性心肌病最常见的病因,可沉积于心肌、血管、心内膜、瓣膜及心外膜等多个部位。超声心动图表现为左室壁弥漫性肥厚,而心电图显示肢体导联低电压、胸前导联 R 波递增不良。该患者存在这种心电图与心肌肥厚不匹配的情况,高度怀疑 CA 可能。

问题 2:对该患者的最后诊断是什么？

简述:对该患者的最后诊断是多发性骨髓瘤、轻链型心脏淀粉样变性。

讨论:该患者后续完善了相关检查,骨髓穿刺示三系增生,浆细胞比例增高占13%,可见幼稚浆细胞;骨髓活检 HE 及 PAS 染色示骨髓增生极度活跃(>90%),浆细胞比例增高,成片状分布。流式细胞学:异常细胞群占有核细胞的

4.02%；表达 CD38,cLambda,CD200；部分表达 CD138；弱表达 CD27；脂肪活检：刚果红染色阳性(见图 3A)，偏振光显微镜示苹果绿色双折光(见图 3B)。

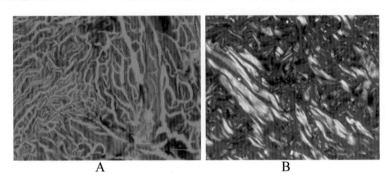

A   B

图 3　脂肪活检

淀粉样变性是由蛋白质沉积于组织形成的一种独特的继发性结构改变，引起淀粉样变性的淀粉样蛋白种类繁多，目前已发现 30 余种[1]。在目前已经确定的 30 余种前体蛋白形成淀粉样纤维蛋白中，有 11 种可导致心脏受累，其中最常见的累及心脏的淀粉样变有：①免疫球蛋白轻链型(AL)：心脏受累最多，占淀粉样变性的 70%～90%，本质为一种多系统受累的单克隆浆细胞病，预后极差；②甲状腺素转运蛋白型(Transthyretin Cardiac Amyloidoses,ATTR)：其又分为突变型(ATTRm)：淀粉样物质为突变的转甲状腺素蛋白，常染色体显性遗传病，累及心脏、肾、神经等，多 40 岁以后发病；野生型(ATTRwt)：过去称老年系统性淀粉样变，淀粉样物质为野生型 TTR，多见 80 岁以上人群，主要累及心脏，病程良性，也常有肺和消化道亚临床受累。

CA 可呈典型的限制型心肌病临床表现，早期临床多表现为射血分数保留的心力衰竭(Heart Failure with preserved Ejection Fraction,HFpEF)，心脏收缩功能正常，但随疾病进展可发展为射血分数减低的心力衰竭(Heart Failure with reduced Ejection Fraction,HFrEF)，10%受累者表现为直立性低血压，也可累及传导系统导致心律失常和传导异常。淀粉样变性也可导致局部心脏瓣膜增厚，但较少出现心脏瓣膜功能障碍。淀粉样变性通常为累及全身多系统的临床疾病，常见累及器官包括肾脏、肝脏、神经系统、胃肠道、肺、软组织(舌体肥大、皮肤病变、腕管综合征)等。淀粉样变性的脏器损伤中，心脏、肾脏各占 70%，肝脏、软组织占 17%，周围与自主神经占 15%，胃肠道占 10%。

CA 最常见的早期症状表现为与左室舒张功能障碍相关的乏力、劳力性呼吸困难，进展相对较快，常伴有颈静脉怒张、外周水肿、胸腹水及心包积液。在疾病晚期，由于左室室壁肥厚所致的心腔狭小，可出现低心排量、难治性心力衰竭、顽固性低血压甚至晕厥。在心力衰竭的患者中，如合并舌体肥大（"巨舌征"）、眶周紫癜及周围神经病变，是 CA 的较特异性体征。除了临床表现，CA 诊断需要结合心电图、超声心动图、心脏磁共振（CMR）、心肌核素显像及相关实验室检查。CA 在辅助检查中最典型的特点是心电图显示肢体导联低电压、胸前导联呈 R 波递增不良或"假梗死型"的表现，这与左室弥漫性肥厚、无室壁运动异常的超声心动图表现不匹配，超声心动图示左室内径正常、心房扩大、严重舒张功能减低、心肌肥厚呈浸润性磨玻璃样和典型的颗粒样闪烁点回声，早期收缩功能正常，晚期可出现室壁动度弥漫性减低。但 CA 的确诊需要心内膜下心肌或其他组织活检（如脐周皮下脂肪、骨髓、肾脏、唾液腺、直肠黏膜），活检组织需经刚果红染色或电镜法确认有淀粉样蛋白沉积。激光显微切割法（LMD）和质谱分析法（MS）是目前分析淀粉样蛋白类型的金标准，这些新技术的应用使 CA 分型诊断的准确率上升到 98%，为 CA 治疗方案选择及预后判断提供了可靠保证。如果心外组织活检结果阴性则必须行心内膜下心肌活检以明确诊断。

问题 3：对该患者的治疗及预后如何？

简述：限水限钠、利尿等对症治疗控制心衰症状，血液科行 VD 方案化疗。

讨论：CA 的治疗区别于其他病因导致的心力衰竭，淀粉样物质易与地高辛结合引起中毒，因此不宜应用洋地黄药物，β 受体阻滞剂及 ACEI 不改善预后，而且有可能加重直立性低血压，要慎重选用。心内科的治疗主要以缓解患者症状为主，利尿剂可明显缓解肺淤血，减轻患者症状。最为重要的是针对患者病因的治疗，近年来人们认识到形成淀粉样纤维的前蛋白的减少是改善 CA 患者预后的关键。目前 AL 型 CA 的治疗主要针对三个重要靶标：①抑制浆细胞产生和分泌异常轻链，即"源头治疗"（source therapy）；②减轻浆细胞负荷，降低异常轻链的血清水平；③清除已沉积在心肌内的淀粉样物质。目前"源头治疗"药物主要是蛋白酶体抑制剂硼替佐米，减轻浆细胞负荷的药物即化疗药物包括马法兰、环磷酰胺、地塞米松、阿霉素、长春新碱等，清除已沉积淀粉样物质的单克隆抗体正处于临床试验阶段[2]。此外，临床试验已证实自体造血干细胞移植对 AL 型 CA 有显著疗效，部分患者症状明显缓解，有助于控制病情的发展。原位肝移植（因肝脏产生 TTR）或心肝联合移植在部分 ATTRm 型 CA 患者有效。TTR 稳定剂和基因沉默剂可用于所有形式的 ATTR 型 CA 患者。旨在逆转心功能异常的新型抗前体蛋白治疗正处于临床试验阶段。总之，药物治疗和干细胞移植取得的进展正在推动 CA 从一种普遍致命性疾病向可治疗的慢性疾病方向转变[3]。

随访及转归

在明确诊断后患者转至血液科行 VD 方案化疗:硼替佐米 1.3 mg/m²(d1,d4,d8,d11),联合地塞米松 20 mg(d1~2,d4~5,d8~9,d11~12)。但患者在化疗期间,胸闷、憋气、水肿等症状进行性加重,出现利尿剂抵抗,联合托伐普坦后利尿效果仍欠佳,血压逐渐降低,出现直立性低血压,心电图示频发多源性室性早搏,最终患者因顽固性心衰进行性加重、恶性心律失常、突发室颤经抢救无效不幸去世。该患者前期多次就诊未能明确诊断,错过了接受针对性治疗的时机,病情进展迅速,虽最终得以明确诊断,但 CA 已进展至晚期,治疗效果不佳。

国外报道,AL 型 CA 确诊病例 2/3 为男性,首诊平均 62 岁,从出现症状到死亡的平均时间为 6 个月;ATTRwt 型 CA 确诊病例 95% 为男性,首诊平均 76 岁,平均生存时间 6 年。国人 CA Meta 分析显示,男性 CA 发病率高于女性(2.87:1),发病年龄(55.72±6.52)岁。由于既往临床对于 CA 普遍存在认识不足,导致其较高的误诊率和不良预后。国外一项包括 500 多例 AL 型 CA 患者的研究(其中 37% 的患者有心脏受累)显示,从症状出现到确定诊断的平均时间约为 2 年。31.8% 的 CA 患者在确诊之前至少就诊于 5 位医生。与血液科、肿瘤科和肾脏科医生相比,心脏病科医生接受了更多 CA 患者的就诊,然而心脏病科医生给出明确诊断的 CA 仅占全部确诊病例的 18.7%,说明心脏科医生对于 CA 的知识严重缺乏。CA 常被误诊为肥厚型心肌病、冠心病、心肌炎等[4]。因此,CA 的诊疗和研究需要多学科包括心内科、神经内科、肾脏科、血液科、肿瘤科、检验科、放射科、超声科等共同参与,超声心动图医师在其中发挥了关键作用,如果超声心动图能够给予临床一定提示,对于该病的早期诊断具有重要意义。

病例小结

· 当超声心动图表现为左室壁弥漫性肥厚,而心电图显示肢体导联低电压、胸前导联 R 波递增不良,出现这种心电与结构及病史不匹配时,应高度怀疑 CA 的可能。

· 淀粉样变性常常累及多个系统,舌体肥大、眶周紫癜及周围神经病变是其较特异性体征,应开阔视野,避免一叶障目。

· CA 重在早发现、早治疗,随着药物治疗和干细胞移植取得重要进展,早期治疗有望延长患者寿命,部分患者甚至可以获得临床治愈。

参考文献

［1］SIDDIQI O K，RUBERG F L. Cardiac amyloidosis：an update on pathophysiology，diagnosis，and treatment［J］. Trends Cardiovasc Med，2018，28（1）：10-21.

［2］TUZOVIC M，YANG EH，BAAS AS，et al. Cardiac amyloidosis：Diagnosis and treatment strategies［J］. Curr Oncol Rep，2017，19(7)：46-56.

［3］FALK R H，ALEXANDER K M，LIAO R，et al. Al（light-chain）cardiac amyloidosis［J］. J Am Coll Cardiol，2016，68(12)：1323-1341.

［4］GROGAN M，DISPENZIERI A，GERTZ M A. Light-chain cardiac amyloidosis：strategies to promote early diagnosis and cardiac response［J］. Heart，2017，103(14)：1065-1072.

作者：张森、陈湘云、赵媛媛、许红晓；审核：姚桂华；校对：姚桂华

案例
18

无处不在的"元凶"
——中年女性伴胸闷憋气、腹胀呕吐、肢体抽搐

关键词

线粒体病;MELAS;心肌病变;肠梗阻;癫痫

临床资料

患者,女性,49岁,因"胸闷、憋气6年,加重伴呕吐20天,肢体抽搐15天"于2019年10月14日入院神经内科。

患者6年前无明显诱因出现胸闷、憋气、心悸,活动后加重,休息后减轻,伴手脚发凉、乏力,诊为"扩张型心肌病",平日偶有胸闷、憋气,可正常生活,未规律用药。20天前胸闷、憋气加重,日常活动明显受限,夜间不能平卧伴厌食、呕吐,外院考虑"急性心功能衰竭、麻痹性肠梗阻",药物治疗后心衰症状改善,胃肠道症状无改善。15天前行走时突然出现意识不清、四肢抽搐伴头部右侧偏转,发作持续7~8分钟,意识转清后自觉反应较前迟钝,后未再发作,胃肠道症状无改善,持续静脉营养。现为求进一步诊治于神经内科住院治疗。患者自发病以来,饮食睡眠可,大便无异常,体重下降约5 kg。

既往史:神经性耳聋病史20余年,双耳听力下降,未行诊治;糖尿病病史15年余,平时应用"胰岛素"降血糖。否认传染病史、手术外伤等,适龄结婚,育有1女,配偶及女儿体健。

家族史:父母已故,母亲40岁去世,死于"风湿性心脏病";大姐去世,死于糖尿病并发症;二姐健康;三姐有糖尿病病史。父亲死因不详。

体格检查:体温36.2℃,心率112次/分,呼吸25次/分,血压90/65 mmHg,

122

全身消瘦,双肺呼吸音粗,心音低钝,心律齐,肠鸣音 1～2 次/分。神经科查体:神志清,精神可,言语清晰,双耳听力下降,但可简单交流,余颅神经检查未见明显异常,四肢肌力肌张力正常,四肢腱反射正常,感觉及共济查体未见异常,病理征及脑膜刺激征未引出。

入院前辅助检查:NT-proBNP 6550 pg/mL;肌钙蛋白 I 0.27 ng/mL;心脏彩超:左室射血分数 25%,心肌病变、左室收缩、舒张功能减低,左房轻度扩大,二尖瓣反流(中度),三尖瓣反流(轻度),肺动脉瓣反流(轻度),心包积液(少量);糖化血红蛋白 6.65%;血常规、肝肾功、电解质、血脂、风湿系列、女性肿瘤标志物、乙肝表面抗原、梅毒、HIV 等未见异常。颅脑 MRI 提示右侧颞顶枕叶及左侧颞叶、岛叶皮层异常信号,DWI 高信号,FLAIR 高信号(见图 1)。腹部 CT:肠管积气积液,可见局部液平。

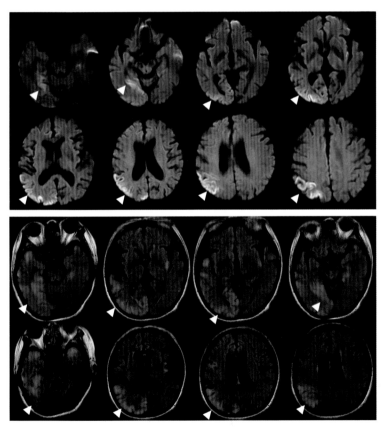

图 1　颅脑磁共振 DWI 及 FLAIR 序列

注:右侧颞顶枕叶及左侧颞叶、岛叶皮层异常信号(箭头)。

我们总结归纳了患者的临床表现及定位:胸闷、憋气、心脏超声提示心肌病变——心脏;恶心、呕吐,腹部CT提示肠管可见局部液平——胃肠道;糖尿病病史15年,家族中多个糖尿病患者——内分泌系统＋可疑母系家族史;自青年起听力下降——听神经;癫痫发作,磁共振提示皮层病变——中枢神经系统。

多系统受累及可疑的母系遗传家族史,诊断从何入手? 仔细梳理,就会发现患者的磁共振表现不同寻常,病灶集中在皮层,而且明显不对称。

问题思考

问题1:临床上有哪些疾病可以表现为不对称的皮层病变?

简述:影像学上不对称皮层病变的鉴别诊断有:脑梗死、低血糖脑病、单纯疱疹性脑炎、静脉窦血栓形成、中枢神经系统血管炎、线粒体脑肌病伴乳酸酸中毒和卒中样发作(mitochondrial myopathy encephalopathy, lactic acidosis with stroke-like episodes, MELAS)

讨论:

(1)脑梗死

脑梗死是由各种原因所致的局部脑组织区域血液供应障碍,导致脑组织缺血缺氧性病变坏死,进而产生临床上对应的神经功能缺失表现,影像学上可见DWI高信号,梗死部位可见脑膜强化,相应供血血管可见狭窄或闭塞(见图2)。该患者有糖尿病、心衰等脑血管病危险因素,DWI可见到皮层的高信号,但该患者病变范围不符合脑血管供血分布,且MRA未发现相应的血管改变。

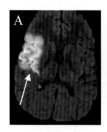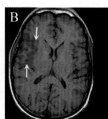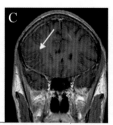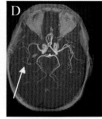

图2 脑梗死MRI表现

注:脑梗死在DWI上可见高信号,T1相应序列为低信号,梗死部位可见脑膜强化,供血血管可见狭窄或闭塞。

(2)低血糖脑病

低血糖脑病临床表现没有特异性,可表现为行为改变、乏力、精神错乱、癫痫、意识丧失等。血糖水平上升后,上述症状通常可完全缓解。其影像学提示低血糖脑病常常累及大脑皮质、基底节区、海马、胼胝体和双侧内囊等区域(见图

3)。该患者有糖尿病病史,存在出现低血糖的可能,且出现癫痫发作,但该患者病程中没有明确记录到低血糖证据。

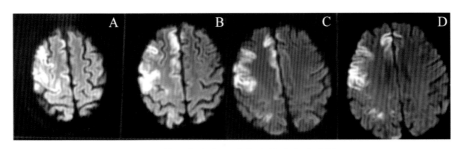

图 3　低血糖脑病不对称地累及大脑皮层

(3)单纯疱疹性脑炎

单纯疱疹性脑炎急性起病,多有头痛、发热等颅内感染表现,影像学表现为刀切征(见图 4),豆状核不受累。该患者没有头痛、发热等颅内感染的表现,仅有癫痫发作,不符合单纯疱疹性脑炎的临床特点。

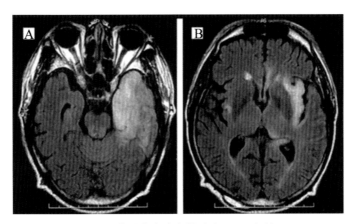

图 4　单纯疱疹病毒性脑炎 MRI 表现

注:病变侵犯大脑额、颞叶、枕叶及岛叶皮质区,呈 T1WI 低信号,T2WI/FLAIR 高信号,未累及基底节。病变区与豆状核之间边界清楚,凸面向外,如刀切样,称"刀切征"。

(4)静脉窦血栓形成

静脉窦血栓形成影像学表现为皮层的出血性梗死(见图 5)。该患者病变主要集中在皮层,但未发现有出血改变,可以进一步完善 MRV 排除该病可能。

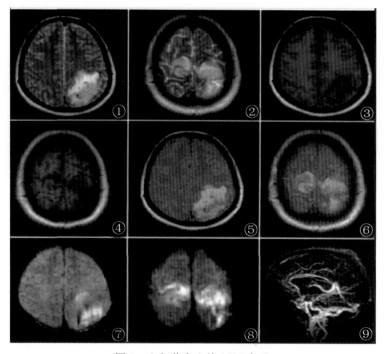

图 5　上矢状窦血栓 MRI 表现

注:静脉窦血栓导致双侧顶叶皮层出血性梗死,MRV 可见上矢状窦显影不佳。

(5)中枢神经系统血管炎

中枢神经系统血管炎影像学可表现为多发的皮层及皮层下梗死,血管表现为节段性狭窄(见图 6)。该患者影像学上不对称的皮层梗死可能出现在中枢神经系统血管炎中,但患者血管检查未发现节段性狭窄。

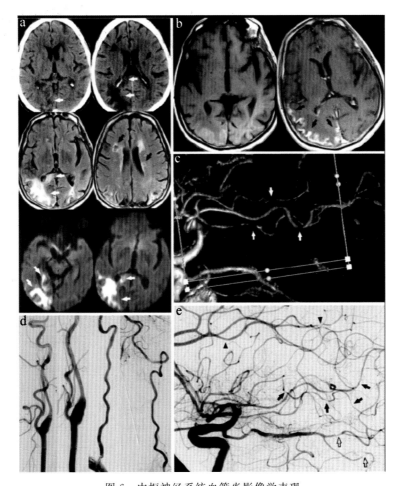

图 6　中枢神经系统血管炎影像学表现

（6）线粒体脑肌病伴乳酸酸中毒和卒中样发作（MELAS）

MELAS 影像学表现为不对称的皮层病变（见图 7），可伴有多系统受累，该患者临床及影像学均支持该病，家族性糖尿病和耳聋也指向该病，需进一步完善肌肉活检、肌电图、基因检测以明确诊断。

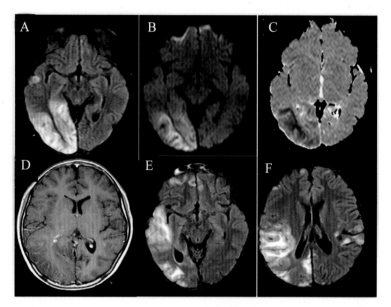

图 7　MELAS MRI 表现

注:表现为不对称的皮层病变,且不符合血管分布。

问题 2:对该患者最可能的诊断是什么?

简述:患者为中年女性,有糖尿病家族史(大姐、三姐),临床发现多系统受累(心脏、胃肠道、神经系统、内分泌),影像学提示不对称的皮层病变,这些临床表现及辅助检查高度指向 MELAS。

讨论:线粒体病(Mitochondrial disorders,MIDs)是指由于线粒体 DNA(mtDNA)或核 DNA(nDNA)突变或缺失引起的线粒体结构和功能异常而导致的多系统疾病。MELAS 是最常见的母系遗传的线粒体病,1984 年最早被描述。MELAS 是一种具有高度异质性的多系统受累的遗传性疾病,在同一家系可表现为不同的临床症状。常见的临床表现有癫痫、反复头痛、卒中样发作、皮层盲、肌无力、反复呕吐、身材矮小、精神症状、耳聋、糖尿病、痴呆等[1]。最近日本 MELAS 研究组委员会发表的 MELAS 诊断标准是不少于 2 条 A 标准(头痛伴恶心、癫痫、偏瘫、皮层盲、影像学上的急性皮层病变)和 2 条 B 标准(血清或脑脊液乳酸升高、肌活检发现线粒体异常、确定的 MELAS 相关基因突变)。[2]

问题 3:对该患者应进一步完善哪些检查,治疗方案是什么? 预后怎样?

简述:进一步完善乳酸检测、肌电图、肌肉活检及基因检测,给予治疗线粒体病的"鸡尾酒疗法"。

讨论:通过上述检查结果,患者血清中乳酸升高,肌电图提示肌源性损害合并周围神经病,肌肉活检发现线粒体异常(见图8),基因检测发现 m.3243A＞G 突变。最终确诊 MELAS。

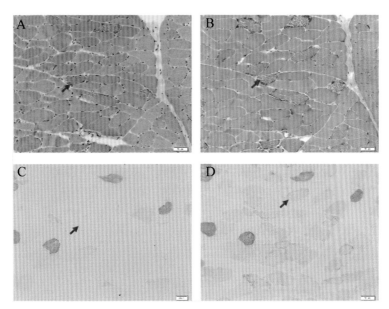

图 8　肌肉病理(10×20)

注:A 为 HE 染色,B 为 Gomori 染色,可见较多破损红纤维(RRFs),C 为 COX 染色可见弥漫的 COX 缺失,D 为 COX/SDH 双染可见蓝纤维(RBFs)(箭头处)。

目前并没有治疗 MELAS 的共识,通常以对症治疗为主,对于所有的线粒体病患者,需要对多器官受累情况进行全面评估包括认知评估、颅脑 MRI、听力及视力检查、生长评估、心脏彩超和心电图、甲状腺功能和糖尿病的筛查。根据有限的临床试验,一些辅酶和抗氧化物质被应用于线粒体病,我们称之为"鸡尾酒疗法",包括精氨酸、辅酶 Q_{10}、左卡尼汀、糖皮质激素、维生素 C、维生素 B_2、艾地苯醌、硫辛酸等。而更加需要注意的许多临床常用药物可能导致线粒体病的恶化,包括喹诺酮类、氨基糖甙类、苯二氮䓬类、他汀、乳酸林格液、二甲双胍、神经肌肉接头阻滞剂、核酸逆转录抑制剂、苯巴比妥、异丙酚、曲坦类、茶碱类和丙戊酸钠。[3]

随访和转归

患者经过治疗后出院,可正常经口进食,由于心衰不能耐受日常活动,出院后半年,因肺部感染去世。

病例小结

• 线粒体病临床的异质性对临床医生的诊断提出巨大的挑战,可能在多个临床科室都能遇到线粒体病的患者(心内科、消化内科、普通外科、内分泌科、泌尿内科、眼科、耳鼻喉科)。

• 早期识别对于线粒体病患者意义重大,可以改变预后及生存治疗。

• 避免医源性因素导致线粒体病加重。

参考文献

[1] EL-HATTAB A W, ADESINA A M, JONES J, et al. MELAS syndrome:Clinical manifestations,pathogenesis,and treatment options[J]. Mol Genet Metab,2015,116:4-12.

[2] YATSUGA S, POVALKO N, NISHIOKA J, et al. MELAS:A nationwide prospective cohort study of 96 patients in Japan[J]. Biochim Biophys Acta,2012,1820:619-624.

[3] SCAGLIA F, NORTHROP J L. The mitochondrial myopathy encephalopathy,lactic acidosis with stroke-like episodes(MELAS) syndrome:A review of treatment options[J]. CNS Drugs,2006,20:443-464.

作者:孙媛、赵翠萍、李玲;审阅:赵翠萍;校对:李玲

"奇怪"的晕厥
——老年男性伴活动后晕厥

关键词

晕厥;心脏血栓;嗜酸性粒细胞增多症;Loeffler 心内膜炎

临床资料

患者,男性,61 岁,因"活动后胸闷伴意识丧失半月"于 2016 年 5 月 20 日入院。患者半月前无明显诱因出现活动后胸闷、憋气,伴头晕,无胸痛、咳嗽,休息 3～5 分钟后好转,静息状态及夜间休息时无不适。半月来上述症状逐渐加重,并且多次在活动强度较大时突然出现意识丧失、倒地,不伴有明显肢体抽搐及大小便失禁等,10 余秒后可自行恢复。

既往否认"冠心病""脑血管病""心律失常"等病史。无心脏疾病家族史及遗传史。

入院查体:T 36.4 ℃,P 79 次/分,R 20 次/分,BP 107/74 mmHg。听诊双肺呼吸音粗,右下肺可闻及少量湿性啰音,心率 75 次/分,心音低钝,各瓣膜听诊区未闻及病理性杂音,双下肢轻度可凹性水肿。

入院初步诊断:晕厥原因待查,心源性晕厥?

入院后完善辅助检查:血常规示白细胞计数 11.40×10^9/L,中性粒细胞 4.24×10^9/L,嗜酸性粒细胞 4.44×10^9/L,嗜酸性粒细胞百分率 38.90%,CRP 12.73 mg/L;B 型钠尿肽 441.00 pg/mL。心电图显示窦性心律,T 波略低平。超声心动图:可见右室腔内探及弥漫性占位性病变,呈中等回声,与右室游离壁、室间隔右室面、右室流出道、三尖瓣腱索及乳头肌、三尖瓣瓣环等结构紧密相连,无明显活动,占位性病变最厚处 30 mm,致右室流入道、右室漏斗部变窄,最窄处内径14 mm,右室游离壁、三尖瓣瓣叶及腱索活动明显受限(见图1、图2)。骨髓穿刺:示粒系各阶段细胞可见,以中幼及以下阶段细胞为主,嗜酸性粒细胞易见,白血病融合基因分型 $FIP1/PDGFR\alpha$ 检测阴性。结合骨髓穿刺及基因检测结果考虑为嗜酸性粒细胞增多症。

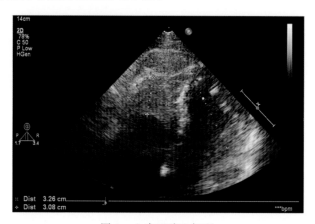

图 1 心尖四腔心切面

注:显示右室巨大弥漫性、浸润性占位。

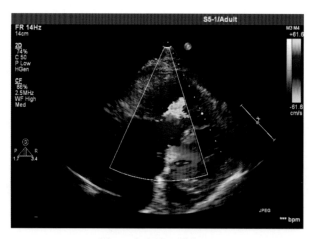

图 2 右室流入道切面

注:心右室流入道变窄,血流加速,呈五彩血流。

患者入院后多次出现活动后意识丧失、摔倒,但是意识旋即恢复,仅持续数秒钟。入院后多次测血压偏低,在 90/60 mmHg 左右。

问题思考

问题 1:患者的鉴别诊断是什么?

简述:右心室占位的鉴别诊断包括:右室梗死附壁血栓形成、嗜酸性肉芽肿性血管炎(eosinophilic granulomatosis with polyangiitis,EGPA)、心脏肿瘤、Loeffler 心内膜炎等。

讨论:

(1)心肌梗死后右心室附壁血栓

心肌梗死后右心室附壁血栓是由心肌梗死后室壁运动降低、局部炎症反应、血流淤滞所致,多伴有节段性室壁运动异常,心电图、超声心动图和冠状动脉造影可明确诊断,根据该患者的病史、心电图与超声心动图表现,可以排除心肌梗死后心室附壁血栓的诊断。

(2)EGPA

EGPA 也称 Churg-Stauss 综合征,是一种少见病,因多系统受累,临床表现多样,缺乏特异性,故确诊往往延迟。EGPA 是一种富含嗜酸性粒细胞的坏死性肉芽肿血管炎,多侵犯中小血管,可表现为哮喘、外周血嗜酸性粒细胞增多和系统性血管炎、血管外肉芽肿等。可累及全身多脏器,IgE 水平升高,ANCA 可能阳性,累及心脏时可引起类似心肌梗死和心力衰竭的表现,偶有患者会出现心内膜增厚和纤维化、心尖部血栓和心腔闭塞。就病理表现而言,与嗜酸性粒细胞增多性心内膜炎(Loeffler 心内膜炎)相似,但 EGPA 往往是多系统受累,但本例患者仅有嗜酸性粒细胞升高和心脏受累,故可排除 EGPA。

(3)心脏肿瘤

无论良性、恶性,心脏肿瘤在临床上均比较少见,其中原发性肿瘤更为罕见。心脏肿瘤的症状繁多,极易与其他心脏器质性疾病相混淆。根据资料报道,良性肿瘤占心脏肿瘤的 3/4,其中良性肿瘤接近一半为黏液瘤,其他良性肿瘤为脂肪瘤、乳头状弹力纤维瘤和横纹肌瘤等;恶性肿瘤中最多的为未分化肉瘤,其次为血管肉瘤、横纹肌肉瘤、淋巴瘤等。通过特殊超声心动图形态可做初步判断。

(4)Loeffler 心内膜炎

该病多见于热带、亚热带贫苦地区的中年人,起病比较隐匿,病情进展也相对缓慢。其病理生理机制主要为嗜酸性粒细胞脱颗粒造成的直接或间接的心脏毒性作用。临床表现取决于受累心脏及病变严重程度。以左心室受累为主者,可出现左室充盈障碍和肺淤血征象;以右心室受累为主者,则表现为体循环淤血征。此外,心室腔内易形成附壁血栓,血栓脱落可导致动脉栓塞的症状。该患者血常规示嗜酸性粒细胞显著升高,超声心动图示右室腔内探及弥漫性占位性病变,病变与心腔内结构紧密相连,致右室流入道、右室漏斗部变窄,故不排除累及右心室的 Loeffler 心内膜炎并右心室附壁血栓形成的可能。

问题 2:对该患者的最后诊断是什么?

简述:对该患者的最后诊断是 Loeffler 心内膜炎。

讨论:Loeffler 心内膜炎,又称嗜酸性粒细胞增多性心内膜炎,此病于 1932 年由勒夫勒(Loeffler)最早提出,见于单纯嗜酸性粒细胞增多症或白血病患者[1],多见于热带、亚热带贫苦地区中年人。Loeffler 心内膜炎相关的高嗜酸性粒细胞增多症通常表现为外周嗜酸性粒细胞计数超过 1.5×10^9/L,且至少持续 6 个月,诊断标准包括心肌活检发现嗜酸粒细胞浸润和坏死、附壁血栓形成以及纤维化增厚。随着疾病的进展,大多数患者会因为心肌运动限制而出现舒张性心衰。90% 患者为男性,大多数为 20~50 岁,其中 40~50 岁最为多见[2]。该病比较罕见,国内外均为散在病例报道。Loeffler 心内膜炎临床表现与累及部位有关,累及左室为主者为左心衰竭和肺淤血表现,如呼吸困难、咳嗽、咯血、肺部湿啰音等,累及右室为主者为右心功能不全的表现,如颈静脉怒张、肝大、下肢水肿、腹水、直立性低血压等。此外,还会导致心力衰竭、系统性栓塞、心律失常等。Loeffler 心内膜炎根据病理特点可分为三期:①坏死期:主要表现为心肌嗜酸粒细胞浸润及炎性改变导致局部心肌损伤与坏死;②血栓形成期:随心肌炎症消退,心腔随之形成附壁血栓;③纤维化期:嗜酸粒细胞等炎症细胞完全消失,主要表现为胶原纤维广泛增生。Loeffler 心内膜炎进展到晚期,其超声表现与心内膜纤维化不易区分,有学者将其命名为嗜酸细胞增多症性限制型心肌病,可表现为限制型充盈障碍等表现。

问题 3:对该患者的处理、治疗方案是什么?

简述:治疗方案包括应用糖皮质激素与抗凝治疗,如伴有血流动力学不稳定、反复晕厥,可行手术治疗。

讨论:给予低分子肝素抗凝、泼尼松 60 mg(1 次/天)治疗,9 天后复查血常规,嗜酸性粒细胞计数降至 0.37×10^9/L,患者住院期间仍多次出现活动后晕厥,嗜酸性粒细胞已降至正常,但复查超声心动图显示右心室占位性病变无明显改变,考虑该占位已明显影响血流动力学,导致频繁发生晕厥,建议患者心外科手术治疗。后患者去北京某三甲医院行右心占位切除术＋三尖瓣置换术。术中探查见三尖瓣瓣口梗阻,仅容一指通过,三尖瓣失去正常形态及功能。右心室充满实性占位,占位切面呈灰白色,质地似机化血栓。术后病理诊断:(右心室肿物)符合血栓。术后加用华法林抗凝治疗,每1～2周根据患者血常规情况酌情减量泼尼松至5 mg,术后1年自行停用华法林与泼尼松。

随访和转归

术后半年、1年、2年随访超声心动图(见图3)及血常规均未见明显异常,患者一般情况良好,术后未再发生活动后胸闷及晕厥。该患者停用泼尼松及抗凝药物3年时,复查血常规发现嗜酸性粒细胞再次升高,复查超声心动图无异常,给予患者恢复泼尼松及抗凝药物,但患者服用1月后再次自行停药且未复诊。于停药6个月后因出现四肢水肿而就诊,复查超声心动图示右室血栓形成,血常规示嗜酸粒细胞明显升高,给予规范泼尼松及抗凝药物治疗3个月后血栓消失,水肿消除,症状缓解。长期泼尼松10 mg(1次/天)、华法林抗凝至今,多次随访血常规及超声心动图正常。

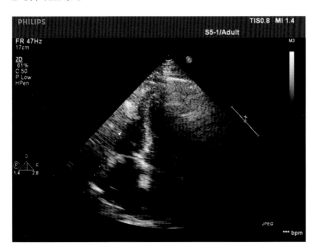

图3 超声心动图

注:术后2年随访超声心动图示三尖瓣生物瓣置换术后,未见血栓,余结果大致正常。

贾甘(Jagan)等发表的文献复习检索了32例Loeffler心内膜炎的个案报道,30例为嗜酸性粒细胞增多症导致,2例为嗜酸性粒细胞白血病导致;其中12例仅累及左室,11例累及双侧心室,9例为单纯累及右室,单纯累及右室者死亡率相对更高;2例患者行心室血栓切除术,其余均行药物治疗;大多数患者对糖皮质激素治疗敏感,有3例采用伊马替尼联合糖皮质激素治疗;大多数患者预后较好,但7例患者随访期间死亡,为一种潜在致命性的疾病[3]。

目前对于该病的治疗尚缺乏有效手段,首先应寻找导致嗜酸性粒细胞增多的确切病因,针对病因进行积极治疗,如为嗜酸粒细胞增多综合征导致,大多数患者对于糖皮质激素治疗敏感,治疗1个月内嗜酸性粒细胞可降至正常范围,对糖皮质激素不敏感者可联用伊马替尼[4]。该例患者虽为单纯累及右室,但体循环淤血症状不明显,因右室巨大血栓显著影响右室充盈、前负荷降低,导致患者反复出现活动后低血压性晕厥,虽然糖皮质激素治疗敏感,嗜酸性粒细胞降至正常,但已形成的右室巨大血栓已经部分机化,很难通过抗凝治疗完全消失,最终不得不手术切除血栓并行三尖瓣置换术,国内外类似临床报道极为罕见。该病发病率低,临床医师往往对该病认识不足而导致其诊断与治疗延误,需要进一步提高对该病的发病机制、病理生理、临床表现、诊断标准以及治疗原则的认识。

病例小结

• 发现心室附壁血栓伴有嗜酸性粒细胞升高时,要警惕 Loeffler 心内膜炎及嗜酸性肉芽肿血管炎伴心室血栓形成。

• Loeffler 心内膜炎除规范抗凝治疗外,明确高嗜酸粒细胞血症的病因非常重要,如嗜酸性粒细胞增多为非可逆因素导致,则需长期糖皮质激素及抗凝治疗。

• 多数 Loeffler 心内膜炎患者心室血栓经抗凝后会消失,但如果血栓机化,甚至堵塞心腔引起血流动力学不稳定,则需外科手术治疗。

参考文献

[1]王联华,汪润,张树林,等.左心室受累为主的 Loeffler 心内膜炎一例[J].中华心血管病杂志,2002,30:160.

[2] BALTAZARES-LIPP M E, SOTO-GONZÁLEZ J I, ABOITIZ-RIVERA C M, et al. Hypereosinophilic syndrome: A case of fatal Löffler Endocarditis[J].Case Rep Cardiol,2016,2016:2359532.

[3] BEEDUPALLI J, MODI K. Early-stage Loeffler's endocarditis with isolated right ventricular involvement: management, long-term follow-up, and review of literature[J]. Echocardiography,2016,33(9):1422-1427.

[4]SEN T, PONDE C K, UDWADIA Z F. Hypereosinophilic syndrome with isolated Loeffler's endocarditis:Complete resolution with corticosteroids[J]. J Postgrad Med,2008,54(2):135-137.

作者:张森、陈湘云、赵媛媛;审阅:姚桂华;校对:姚桂华

伴有异常蛋白血症的周围神经病
——老年男性伴有慢性双足底麻木、烧灼感

关键词

周围神经病;M蛋白;POEMS综合征

临床资料

患者,男性,74岁,因"双足底麻木、烧灼感2年,双下肢无力1年、双手麻木半年"于2017年7月4日收入神经内科。

患者2年前无明显诱因开始出现双足底前1/3持续性麻木、烧灼感,上述异常逐渐向双膝发展;1年前开始双下肢无力感,行走数十米需休息,蹲起费力,上下楼尚可,症状逐渐加重;半年前开始出现双手麻木感,左手为主,可自行站立行走、进食,日常生活不受影响。门诊肌电图提示神经源性损害,以"周围神经病"收入院。

既往史:30余年前曾患脑梗死,无明显后遗症。高血压病史、房颤病史20年左右。真性红细胞增多症,口服羟基脲0.5g每日3次,足趾坏疽、左下肢动脉硬化闭塞、下肢丹毒病史10余年。慢性肾炎6年余。育有1子1女,配偶及子女均体健。父母已故,死因不详。兄弟、姐妹健康,无与患者类似疾病,无家族遗传倾向的疾病。否认饮酒及其他药物等嗜好,无工业毒物、粉尘、放射性物质接触史。

入院体格查体:T 36.5℃,P 64次/分,R 17次/分,BP 124/60 mmHg,体重93 kg。神志清、精神可,全身皮肤颜色正常,皮肤无汗。全身浅表淋巴结未触及明显肿大。胸廓对称,双肺呼吸音粗,未闻及干湿性啰音。心率64次/分,律规整,各瓣膜听诊区未闻及病理性杂音。腹软,无压痛及反跳痛,肝脾肋下未触及,无移动性浊音,肠鸣音正常。神经系统查体:言语清晰,颅神经无明显异常。双上

肢肌力5级,双下肢屈髋4级,余肌力5级。四肢腱反射(＋)。针刺痛觉及共济查体未见明显异常。双髋以下震动觉减退。双下肢皮肤色素沉着并轻度水肿。

入院初步诊断:①麻木原因待查;②真性红细胞增多症;③高血压病(2级,高危);④心律失常 心房颤动;⑤慢性肾炎;⑥丹毒(左下肢)。

入院后常规辅助检查:血常规 WBC 10.37×10^9/L,Hb 95 g/L,PLT 317×10^9/L。BUN 15.89 mmol/L↑,Cr 141 μmol/L↑,UA 530 μmol/L↑,Ccr 42 mL/min。空腹血糖 4.28 mmol/L。尿常规:潜血(±),蛋白(＋＋),葡萄糖(±)。甲功:TSH 0.316 μIU/mL↓。下肢血管超声:双下肢动脉硬化并斑块形成;左侧股浅动脉支架置入术后再狭窄(狭窄率为50%～74%)。

定位诊断考虑周围神经病变,行肌电图,神经传导及肌电显示轴索损害为主的多发性周围神经病,长度依赖(具体见图1、图2)。进一步行腰穿检查:压力正常,脑脊液蛋白 0.52 g/L↑,葡萄糖及细胞计数正常。不符合脱髓鞘性周围神经病,治疗上给予患者甲钴胺等营养神经治疗效果欠佳。老年男性,原因不明的多发性周围神经病,需进一步排查原因,患者无长期酗酒、无糖尿病病史,不符合常见的代谢性疾病导致的轴索损害,进一步完善检查:体液免疫:IgM 4.97 g/L↑,免疫固定电泳:IgM λ,血轻链:正常,尿轻链:κ 62.5 mg/L↑,λ 34.5 mg/L↑,比值正常。考虑有副蛋白血症,进一步查胸腹盆部CT,显示双肺纤维灶,肝脏多发小囊肿;脾大(见图3)。

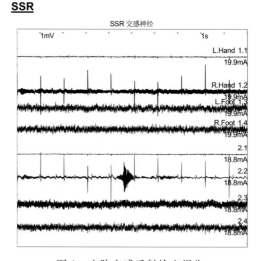

图1 皮肤交感反射检查报告

注:提示未引出肯定波形。

神经传导检查报告

神经	刺激点	记录点	潜伏期(ms)			波幅			速度（m/s）			F波潜伏期(ms)		
			左	右	NL	左	右	NL	左	右	NL	左	右	NL
正中神经（运动）	腕部	拇短展肌	4.27	5.4	≤5.0	7.5	10.0	≥4						≤25
	肘窝	拇短展肌	9.65	10.5		7.2	9.5		46.5	49.0	≥50			
尺神经（运动）	腕部	小指展肌	3.1	3.38	≤5.0	9.4	8.9	≥5				29.3	20.3	≤25
	肘上	小指展肌	9.67	9.31		7.2	7.7		47.2	52.3	≥50			
桡神经（运动）	前臂	指总伸肌			≤3.0			≥2						
	肘	指总伸肌									≥50			
腓神经（运动）	踝部	趾短伸肌	4.79	5.38	≤6.0	2.6	2.1	≥2						≤50
	腓骨小头下	趾短伸肌	14.3	14.1		2.2	1.83		35.8	36.7	≥45			
	腓骨小头下	趾短伸肌												
胫神经（运动）	踝部	踇展肌	4.73	4.71	≤6.0	3.8	2.5	≥4				61.4	62.0	≤50
	腘窝	踇展肌	14.3	15.1		2.8	1.64		41.8	38.5	≥40			
正中神经（逆向感觉）	腕部	食指	2.22	2.45	—	22.0	12.0	≥20	63.6	56.0	≥50			
尺神经（逆向感觉）	腕部	小指	2.45	2.23	—	11.8	14.7	≥10	52.0	54.5	≥50			
桡神经（逆向感觉）	腕部	拇指			—			≥15			≥50			
腓肠神经（逆向感觉）	小腿	踝外侧	3.45	3.43	—	5.	3.9	≥6	40.0	41.2	≥40			

图 2 神经传导及肌电报告（一）

神经电理检查报告

L/R	肌肉	Innervation	插入电位	自发电位				Voluntary MUP			
				纤颤	正锐	束颤	Other	时限 (↑↓%)	波幅	多相波	募集
	舌肌	hypoglossal									
	胸锁乳突肌	accessory									
	三角肌	C5/6，axillary									
R	肱二头肌	C5/6，musculo	NL	—	—	—	—	NL	NL	NL	NL
	肱桡肌	C5/6，radial									
	肱三头肌	C6/7/8，radial									
	指总伸肌	C7，radial									
	旋前圆肌	C6/7，median									
R	拇短展肌	C8/T1，median	NL	—	—	—	—	NL	NL	NL	NL
	第一骨间肌	C8/T1，ulnar									
	髂腰肌	L2/3，femoral									
R	股内侧肌	L3/4，femoral	NL	—	—	—	—	NL	NL	NL	NL
R	胫骨前肌	L4/5，peroneal	NL	—	—	—	—	15.5 ↑18%	2041	88%	NL
	胫骨后肌	L5/S1，tibial									
	趾短伸肌	L4/5，peroneal									
	臀大肌	L5/S1，infer glu									
	股二头肌	(L) L5/S1，sciatic									
	股二头肌	(S) L5/S1，sciatic									
R	腓肠肌	S1/2，tibial	NL	+	+	—	—	NL	NL	NL	NL
	椎旁肌										
	椎旁肌										

图 2 神经传导及肌电报告（二）

注：提示以轴索损害为著的多发性周围神经病，长度依赖。

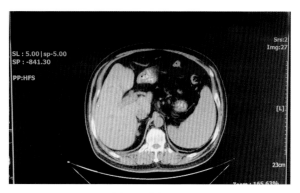

图 3　腹部 CT

　　患者免疫固定电泳阳性需要进一步排查单克隆增殖性疾病,转入血液科继续诊治。转科后为进一步明确患者诊断继续完善检查:贫血系列:叶酸大于23.6 ng/mL,维生素 B12 1491 pg/mL↑,血清铁 8.99 μmol/L。风湿系列、ANCA 均为阴性。甲状旁腺激素:107.3 pg/mL↑。性激素六项:促黄体生成素64.04 mIU/mL↑,促卵泡生成素 55.04 mIU/mL↑,睾酮 0.79 ng/mL↓。骨髓细胞学、骨髓活检、免疫分型:未见明显异常。尿免疫固定电泳:IgM λ。尿游离轻链:κ 205 mg/L↑,λ 50.5 mg/L↑,κ/ λ 4.0594↑。血游离轻链:κ247.25 mg/L↑,λ 105 mg/L↑,κ/ λ 2.3548↑。JAK2/V617F 63.8%↑。MYD88-L265P 阳性。染色体:46,XY[20]。全身骨骼成像:无溶骨性骨质破坏及硬化性骨病等表现。

问题思考

问题 1:鉴别诊断考虑什么?

简述:鉴别诊断考虑代谢性相关的周围神经病;慢性炎症性脱髓鞘性多发性神经病;浆细胞疾病,如多发性骨髓瘤、华氏巨球蛋白血症(Waldenstrom Macroglobulinemia,WM)/淋巴浆细胞淋巴瘤(lymphoplasmacytic lymphoma,LPL)、原发性轻链型淀粉样变性(primary light chainamyloidosis,pAL)伴有的周围神经病、POEMS 综合征等。

讨论:

(1)代谢性相关的周围神经病

代谢性相关的周围神经病是以轴索损害为著的周围神经病,尤其是长度依赖的,首先要考虑的为代谢相关的周围神经病,如营养缺乏性多发性神经病(维生素 B 缺乏性神经病、酒精中毒性、吸收不良营养缺乏性神经病)、糖尿病性周围神经病、尿毒症性周围神经病、肝病性周围神经病。患者不存在维生素 B 缺乏,无大量饮酒史、无毒物接触史、血糖正常、肾功能不全为轻度未达尿毒症程度,不支持中毒、代谢相关性周围神经病。

(2)慢性炎症性脱髓鞘性多发性神经病

该病病程呈慢性进展或缓解—复发,临床表现为不同程度的肢体无力和(或)麻木,多数呈对称性,少数为非对称性,近端和远端均可累及,四肢腱反射减低或消失,伴有深、浅感觉异常;脑脊液:蛋白—细胞分离(与该患者脑脊液检查结果不相符);电生理检查:神经传导速度减慢、传导阻滞或异常波形离散,符合脱髓鞘改变(与该患者的肌电图结果也不相符);神经活检:除外其他原因引起的周围神经病;糖皮质激素治疗有效。因此该患者不符合诊断。

(3)浆细胞病

患者老年男性,原因不明的多发性周围神经病,为排除副蛋白血症,行免疫固定电泳检查发现 IgM λ 型,副蛋白血症属于浆细胞病。根据上述检查,我们进一步排除了多发性骨髓瘤(multiple myeloma,MM)、意义未明的单克隆丙种球蛋白病(monoclonal gammopathy of undetermined significance,MGUS)、冒烟型骨髓瘤(smoldering myeloma,SMM)、孤立性浆细胞瘤(solitary plasmacytoma)(诊断标准见表1)。

表 1   MM、MGUS、SMM 及孤立性浆细胞瘤鉴别诊断[1]

MOM	MGUS	SMM	孤立性浆细胞瘤
1.骨髓单克隆浆细胞≥10% 和/或组织活检证明有浆细胞瘤 2.血清和/或尿出现 M 蛋白 3.骨髓瘤引起的相关表现 (1)靶器官损害表现(CRAB) [C]校正血清钙>2.75 mmol/L [R]肾功能损害(Ccr<40 m/min 或肌酐>177 μmol/L) [A]贫血(Hb 低于正常下限 20 g/L 或<100 g/L) [B]溶骨性破坏 1 处或多处 (2)无靶器官损害表现,但出现以下 1 项或多项异常(SLIM) [S]骨髓单克隆浆细胞比例≥60% [Li]受累/非受累血清游离轻链比≥100 [M]MRI 检查出现>1 处 5 mm 以上局灶性骨质破坏	1.血清 M 蛋白≥30 g/L 2.骨髓单克隆浆细胞<10% 3.无终末器官损害	1.血清 M 蛋白≥30 g/L,或 24h 尿轻链≥0.5 g 2.骨髓单克隆浆细胞 10%~60% 3.无终末器官损害	原发于骨骼的、单个孤立的浆细胞瘤
需满足 1+2+第 3 条中任何 1 项		需满足第 3 条+第 1 条/第 2 条	

（4）原发性轻链型淀粉样变（pAL）

pAL 是一种由单克隆免疫球蛋白轻链沉积在器官组织内，并造成相应器官组织功能异常的系统性疾病。诊断标准：满足以下五条标准：①具有受累器官的典型临床表现和体征（受累标准见表2）；②血、尿中存在单克隆免疫球蛋白；③组织活检可见无定形粉染物质沉积，且刚果红染色阳性（偏振光下可见苹果绿双折光）；④沉积物经免疫组化、免疫荧光、免疫电镜或质谱蛋白质组学证实为免疫球蛋白轻链沉积；⑤除外多发性骨髓瘤、华氏巨球蛋白血症或其他淋巴浆细胞增殖性疾病[2]。

表2　原发性轻链型淀粉样变性患者主要器官受累标准[2]

受累脏器	诊断标准
肾脏	24 h 尿蛋白＞0.5 g，主要为白蛋白尿
心脏	超声心动图提示室间隔＞12 mm（无其他病因）； 或 NT-proBNP＞332 ng/L（无肾功能不全）
肝脏	肝脏总界＞15 cm（无心功能不全时）； 或碱性磷酸酶超过正常上限的1.5倍
周围神经	存在对称性的四肢感觉运动异常
胃肠道	需经活检证实

患者无淋巴结肿大、骨髓无异常浆细胞受累且原发性轻链型淀粉样变性相关器官诊断标准不符合，因此排除华氏巨球蛋白血症（WM）/淋巴浆细胞淋巴瘤（LPL）、原发性轻链型淀粉样变性诊断。

（5）POEMS 综合征

POEMS 综合征是一种以多发性周围神经病变（P）、脏器肿大（O）、内分泌病变（E）、M 蛋白（M）和皮肤改变（S）为主要特征的罕见克隆性浆细胞病。虽然POEMS 综合征的发病率低，但其误诊率高，致残率高。该患者的临床表现与该病高度吻合。

问题2：最可能的诊断是什么？

简述：患者最可能的诊断为 POEMS 综合征（诊断标准见表3）。

表 3   POEMS 综合征的诊断标准[3,4]

诊断标准(2003)	诊断标准(2007)
必要标准(必须) 1.多发神经病 2.单克隆浆细胞病 **次要标准(之一)** 1.Castleman's 病 2.硬化性骨损害 3.器官肿大(肝、脾、淋巴结) 4.血管外容量超负荷(腹水、胸腔积液、水肿) 5.内分泌病(肾上腺、甲状腺、垂体、性腺、甲状旁腺、胰腺) 6.皮肤改变(色素沉着、多毛、肾小球样血管瘤、多血质、手足、发绀、脸红、白甲) 7.视神经盘水肿(也可表现全身水肿)	**必要标准(必须)** 1.多发神经病 2.单克隆浆细胞病 **次要标准(之一)** 1.硬化性骨损害 2.Castleman's 病 3.血 VEGF 水平升高 **次要标准(之一)** 1.器官肿大(肝、脾、淋巴结) 2.血管外容量超负荷(腹水、胸腔积液、水肿) 3.内分泌病(肾上腺、甲状腺、垂体、性腺、甲状旁腺、胰腺) 4.皮肤改变(色素沉着、多毛、肾小球样血管瘤、多血质、手足、发绀、脸红、白甲) 5.视神经盘水肿 6.血小板增多症

讨论:POEMS 综合征其原因及发病机制尚不明确。有报道[5~6]显示,该病的发生可能与 B 细胞克隆性增殖导致单克隆免疫球蛋白升高、血管内皮生长因子(vascular endothelial growth factor,VEGF)过度表达、自身免疫作用、人类疱疹病毒 8 型和 EB 病毒感染等有关。5 年生存率分别为 79% 和 84%,10 年生存率为 62% 和 77%,虽然发病率低,但其误诊率高,致残率高。治疗效果的关键在于对疾病的认识、快速诊断和在不可逆神经功能障碍发生之前的早期干预。周围神经病变是 POEMS 综合征诊断的必要条件,常常是其主要表现,病变以双下肢麻木或感觉异常起病,从远端向近端进展,出现肢体无力,渐累及双上肢。POEMS 综合征的运动和感觉均可受累,脱髓鞘或轴索变性。内分泌异常中最常见的是性腺功能减退,其余依次是甲状腺功能异常、糖代谢异常、肾上腺功能减退,最常见的甲状腺功能异常是甲状腺功能减退[7]。POEMS 患病率约为百万分之三,因其有累及多系统、临床表现不一、非特异性等特点,常被漏诊或误诊为慢性格林巴利综合征、多发性骨髓瘤、内分泌疾病、结缔组织病等[8]。目前临床上多

采用 2003 年迪潘齐耶里（Dispenzieri）等[3]的诊断标准。2007 年又提出了新的诊断标准，主要标准中增加了血清或血浆血管内皮生长因子升高一项，次要标准中加入血小板增多症/红细胞血症。但是由于各个实验室的 VEGF 测定值差异较大，正常值也不统一，而且很少有医院开展 VEGF 测定，因此诊断标准仍以 2003 标准为主。有学者[6]认为，高水平血清 VEGF 可能因促血管生成、改变微血管密度、改变血管通透性等功能在 POEMS 综合征一系列症状产生中起重要作用，VEGF 水平的变化与疾病活动度的改善或加重显著相关，因此血管增生抑制药（沙利度胺、来那度胺）、抗 VEGF 的单克隆抗体（贝伐单抗）等可能对部分患者有效。全面准确地定义 POEMS 综合征的疗效标准非常困难，因为 POEMS 综合征几乎累及了体内所有系统。若将各个系统的病变疗效分别进行定义，可能会有 25 种以上的病变，如杵状指、多汗、消瘦、肺动脉高压/限制性肺病、易栓症、腹泻、维生素 B_{12} 降低[9]。

问题 3：对该患者的治疗方案是什么？

简述：本例患者高龄，基础疾病较多，综合考虑经济原因，患者最终选用了马法兰联合地塞米松方案治疗[10]。由于患者高龄、肌酐清除率低，将原方案药物进行减量及延长用药时间，具体为：马法兰 8 mg/d，第 1～7 天；地塞米松 20 mg，第 1～2 天、8～9 天；每 28 天一个周期，共 12 疗程。

讨论：

（1）支持治疗

物理治疗是 POEMS 综合征患者治疗的重要组成部分，包括康复锻炼、踝部助力器的使用等。对于有内分泌功能异常的患者，应给予有效的激素（包括甲状腺素和糖皮质激素）替代治疗。另外，积极利尿治疗也能提高水肿和（或）浆膜腔积液患者的生存质量。

（2）局部放疗

虽然放疗可显著改善具有孤立性病灶（硬化性骨病）患者的临床症状，少数患者甚至可能治愈，但是绝大多数患者均会在 2～3 年后复发[4]。单纯的骨骼 X 线评估可能是不够的，至少应该包括 MRI 评价椎体和骨盆。而全身 PET-CT 检查可能是更好的选择。

（3）一线治疗

基于大剂量马法兰的自体造血干细胞移植已经成为初治 POEMS 综合征患者的一线治疗选择，神经系统改善率均超过 95%，对于其他临床症状改善明显[11]。

（4）全身化疗

可用来那度胺/硼替佐米/马法兰＋地塞米松等进行全身化疗[10,12]。

随访和转归

患者出院后规律门诊复诊，水肿、双足麻木症状减轻，肾功未再进展，患者拒绝行肌电图及影像学检查。

病例小结

- POEMS综合征特征多系统受累，诊治需要多学科协作。
- 低发病率及临床表现异质性，使得漏诊、误诊非常常见。
- M蛋白的筛查是诊断POEMS综合征的关键，对于原因不明的周围神经病变、顽固性胸腹水、男性乳腺发育或肝脾肿大患者都要重点筛查是否存在M蛋白。血清蛋白电泳由于其敏感性低，已不适合用于M蛋白的筛查。血或尿免疫固定电泳应作为主要的筛查工具。

参考文献

[1]中国医师协会血液科医师分会，中华医学会血液学分会，中国医师协会多发性骨髓瘤专业委员会.中国多发性骨髓瘤诊治指南（2020年修订）[J].中华内科杂志，2020，59（5）：341-346.

[2]中国抗癌协会血液肿瘤专业委员会，中华医学会血液学分会白血病淋巴瘤学组.原发性轻链型淀粉样变的诊断和治疗中国专家共识（2016年版）[J].中华血液学杂志，2016，37（9）：742-746.

[3]DISPENZIERI A，KYLE R A，LACY M Q，et al. POEMS syndrome：definitions and long-term outcome[J]. Blood，2003，101（7）：2496-2506.

[4]DISPENZIERI A. POEMS syndrome[J]. Blood Rev，2007，21（6）：285-299.

[5]KEDDIE S，LUNN M P. POEMS syndrome[J]. Curr OpinNeurol，2018，31（5）：551-558.

[6]PIHAN M，KEDDIE S，D'SA S，et al. Raised VEGF：High sensitivity and specificity in the diagnosis of POEMS syndrome[J]. Neurol Neuroimmunol Neuroinflamm，2018，5（5）：e486.

[7]DISPENZIERI A，KOURELIS T，BUADI F. POEMS syndrome：

Diagnosis and investigative work-up [J]. Hematol Oncol Clin North Am,2018,32(1):119-139.

[8]NASU S,MISAWA S,SEKIGUCHI Y,et al. Different neurological and physiological profiles in POEMS syndromeand chronic inflammatory demyelinating polyneuropathy [J]. J Neurol Neurosurg Psychiatry,2012,83(5):476-479.

[9]DISPENZIERI A. Ushering in a new ear for POEMS[J]. Blood,2011,117(24):6405-6406.

[10]LI J, ZHANG W, JIAO L, et al. Combination of melphalan and dexamethasone for patients with newly diagnosed POEMS syndrome[J]. Blood,2011,117(24):6445-6449.

[11]DISPENZIERI A, MORENO-ASPITIA A, SUAREZ G A, et al. Peripheral blood stem cell transplantation in 16 patients with POEMS syndrome,and a review of the literature[J]. Blood, 2004,104(10):3400-3407.

[12]TOMAS J F, GIRALDO P, LECUMBERRI R, et al. POEMS syndrome with severe neurological damage clinically recovered with Lenalidomide [J]. Haematologica,2012,97(2):320-322.

作者:刘璐、李召;审核:袁成录;校对:赵翠萍

案例
21

不对称分布的肌病
——老年男性伴有进行性加重的肌病及 M 蛋白

关键词

M 蛋白;杆状体肌病;自体造血干细胞移植

临床资料

患者,男性,63 岁,因"进行性四肢无力 1 年余"于 2020 年 4 月 2 日收入我院神经内科。

患者 1 年余前开始出现左下肢无力、行走费力,同时发现左下肢变细,8 个月前右下肢也出现同样症状,伴有持续性无力;7 个月前双上肢抬举费力,同时发现右上肢近端肌肉萎缩;1 个月前出现不能蹲起,不能独立上下楼,吞咽困难且进行性加重。自发病以来,饮食睡眠可,大小便无异常,体重下降近 10 kg。

既往腰椎间盘突出 5 年,颈椎间盘突出 1 年。

家族史:父母及兄弟姐妹无类似肌肉无力疾病。

入院查体:T 36.3℃,P 86 次/分,R 18 次/分,BP 112/86 mmHg。神志清,精神可,步入病房,行走呈鸭步,言语清晰流利,对答切题,查体合作。全身浅表淋巴结未及肿大。心肺听诊无异常。神经科查体:计算能力、近事记忆可。双瞳孔等大等圆,直径 2.5 mm,对光反射正常,调节反射及辐辏反射正常。角膜反射正常。眼球各向活动不受限。闭目、闭唇肌有力,双侧咀嚼肌无萎缩。双侧额纹、鼻唇沟对称,腭垂居中,软腭上抬可,双侧咽反射正常。伸舌居中,无舌肌萎缩,四肢肌力见表 1。右上肢近端肌肉及左下肢肌肉明显萎缩。双侧翼状肩。全身肌肉无压痛。左肱二头肌反射(＋＋),余腱反射(－),病理征(－),全身深浅感觉正常,脑膜刺激征(一),病理征(一)。

入院初步诊断:①四肢肌肉无力原因待查;②腰椎间盘突出;③颈椎间盘突出。

入院后完善常规辅助检查:肝功肾功电解质正常;球蛋白略高 43.7 g/L(20~40 g/L);甲功六项正常;心肌酶谱:血清肌酸激酶(CK)137 U/L(38~174 U/L),乳酸脱氢酶(LDH)258 U/L(91~245 U/L);风湿系列正常;心脏超声、经颅多普勒、颈部超声均未见异常;胸部 CT:双肺条索影。

进一步行肌电图区分肌源性损害还是神经源性损害。肌电图显示双侧股四头肌、肱二头肌、左侧三角肌静息下可见不同程度正尖样波或纤颤样波,部分肌肉可见窄小电位、左侧腓肠肌可见少量宽大电位。部分所检肌呈肌源性损害+自发电位表现。但患者肌酸激酶不高。进一步行肌肉磁共振明确肌肉损伤的分布范围。

肌肉磁共振:双侧大腿周围肌肉,包括股前肌群、股内侧肌群、股后肌群对称性略萎缩,双侧小腿周围肌肉,包括外侧肌群及后部肌群对称性略萎缩,双侧盆腔周围臀区肌群、髂区肌群及股前肌群对称性轻度萎缩(见图 1)。但肌病原因不明,行肌肉活检。左股四头肌开放式肌肉活检,病理结果提示:肌纤维大小明显不等,小纤维多呈长条形,小多边形及小角形;偶见坏死及再生肌纤维,未见肥大劈裂及高收缩肌纤维;可见散在及成小群分布的萎缩肌纤维;部分肌纤维可见空泡及嗜碱性物质沉积;内核纤维未见明显增多,未见核袋;肌纤维内膜轻度增生,肌间质未见灶性炎性细胞浸润。经改良的 Gomori 染色(MGT):可见较多肌纤维内嗜碱性物质红染,部分肌纤维内可见杆状体,以萎缩肌纤维为主。NADH 染色:较多肌纤维可见分叶肌纤维,可见肌浆块(见图 2)。结论:符合肌源性损害病理改变。

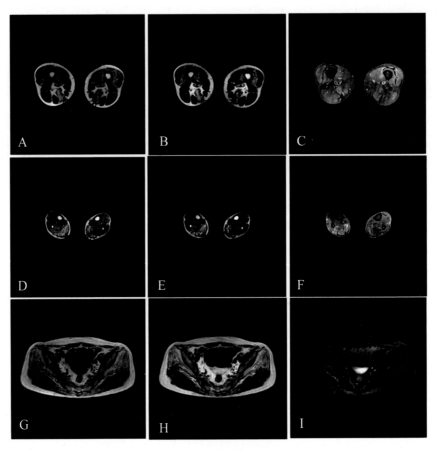

图 1　双下肢磁共振

A:T1WI;B：T2WI;C:SPAIR 磁共振显像显示大腿肌群可见大腿前侧肌群包括股四头肌;大腿后群肌肉半膜肌高信号改变（如图红箭头所示）;D:T1WI;E:T2WI;F:SPAIR 磁共振显像显示小腿肌群提示腓骨长肌、腓骨短肌、比目鱼肌受累（如图红箭头所示）;G:T1WI,H:T2WI,I:SPAIR 磁共振显像显示盆部肌肉臀大肌及臀小肌明显信号改变,提示受累（如图中红色箭头所示）。

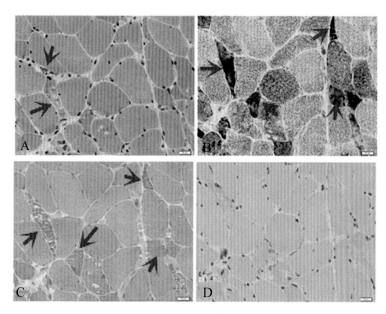

图 2　肌肉病理

A：HE 染色(×40)可见肌纤维明显大小不等,散在及成小群分布的萎缩肌纤维;部分肌纤维可见空泡及嗜碱性物质沉积;B：NADH 染色(×40)较多肌纤维可见分叶肌纤维,可见肌浆块;C：MGT 染色(×40)见较多肌纤维内嗜碱性物质红染,部分肌纤维内可见杆状体,以萎缩肌纤维为主;D：刚果红染色阴性

根据患者一般生化中显示球蛋白升高,进一步行免疫固定电泳。血清免疫固定电泳:游离 L 轻链阳性;尿免疫固定电泳:阴性;血清蛋白电泳:阴性。为确定是否有骨髓克隆性增殖,行骨髓穿刺。骨髓涂片:浆细胞占 1%,形态大致正常。骨髓流式细胞学:未见异常浆细胞。

问题思考

问题 1:可能的鉴别诊断有哪些?

简述:可能的鉴别诊断有散发性包涵体肌炎、代谢性肌病如中性脂肪沉积症、面肩肱型肌营养不良、人体免疫缺陷病毒(HIV)相关杆状体肌病、轻链型淀粉样变性相关肌病。

讨论:结合该患者起病特点,病变定位于肌肉,需要鉴别的肌病的病变包括以下几类:

(1)散发性包涵体肌炎

这类肌病发病年龄大多在 50 岁以后,男、女发病比例为 3∶1;肌无力可对称或不对称,一般为上肢远端+下肢近端受累,CK 轻中度升高;肌肉活检可见肌纤维周边炎性浸润、镶边空泡,而不是杆状体。

(2)代谢性肌病中性脂肪沉积症(neutral lipid storage disease,NLSD)

该肌病为常染色体隐性遗传病,于青年后期,30 岁以后发病,远端及近端肌肉均可有肌无力表现,也可不对称性起病,但 CK 会有轻中度升高,肌肉活检可见有大量脂滴沉积。

(3)面肩肱型肌营养不良(Facio-Scapulo-Humeral type muscular dystrophy,FSH)

其为常染色体显性遗传病,可表现为不对称的肌肉病,通常会有家族史,家族中有相同临床表现的患者,起病年龄为 20 岁左右,表现为进行性肌无力,多为面部首先起病,逐渐发展到肩部,上肢再到下肢,因面部肌肉萎缩可能会出现特殊面容,75%的患者 CK 会有轻度以上的升高,肌肉活检可提示肌肉营养不良的表现。

(4)HIV 相关杆状体肌病

除 HIV 实验室检测结果阳性外,该病尚可有轻至中度升高,对激素及血浆置换疗效较好。

(5)轻链型淀粉样变性相关肌病

该病以近端肌进行性无力、疼痛为主,可伴有呼吸、吞咽困难,病理可见淀粉样沉积。

问题 2:对该患者最可能的诊断是什么?

简述:对该患者的诊断是 M 蛋白相关的成人晚发型杆状体肌病。

讨论:散发的成人晚发型杆状体肌病(sporadic late-onset nemaline myopathy,SLONM)是一种罕见的亚急性成人发病的肌病,中位发病年龄 52 岁,男女发病比例为 1.6∶1,通常在诊断后的 1~5 年内死亡[1]。患者主要表现为近端肌无力、肌萎缩,远期可伴有远端肌无力、呼吸肌功能不全、面部肌肉无力及吞咽困难。约半数患者在病程中可出现"垂头综合征"及颈部肌肉的萎缩[2]。疾病发展到晚期可出现严重的呼吸肌受累,并且呼吸衰竭也是这一类患者死亡的主要原因[3]。近期的病例报告也指出,杆状体肌病同样可使心肌受累造成心脏功能衰竭[4]。杆状体肌病另一个重要的特点是 CK 水平一般正常。确诊主要依靠肌肉病理,其特征性的表现为肌纤维中可以看到杆状体的存在。组织病理学上,经改良的 Gomori 染色(MGT),在肌膜或肌纤维可见到大量散在的紫红色杆状体物质,电子显微镜下可见到电子密度与 Z 线相似,有时与 Z 线连接的棒状小体[2]。

在一项对 76 例 SLONM 患者回顾性分析中,约 50% 的 SLONM 患者合并有 M 蛋白,并且合并 M 蛋白预示着这一类患者有着更快的疾病进展及更差的预后[5]。同样,本维尼斯特(O. Benveniste)等回顾了自 1966 年以来所报道的 71 例 SLONM 病例,其中 11 例合并 HIV 的感染,12 例合并 M 蛋白,这提示合并 M 蛋白并非偶然[6]。M 蛋白导致肌肉损害的发病机制目前尚无定论,所发表的文献大多认为与自身免疫相关。

问题 3:对该患者的处理和治疗方案是什么?

简述:可尝试免疫治疗、化疗以及自体造血干细胞移植。该患者进行了大剂量马法兰(140 mg/m²)预处理后的自体造血干细胞移植。

讨论:目前对于 M 蛋白相关的 SLONM 的治疗尚无标准治疗方案。在过去的几十年,多种治疗方法曾被尝试,包括免疫治疗、化疗以及自体造血干细胞移植。大剂量马法兰预处理后的自体造血干细胞移植(HDM-SCT)通常是用来治疗包括多发性骨髓瘤、原发轻链型淀粉样变性以及 POEMS 综合征等恶性浆细胞疾病的方法。由于杆状体肌病也合并异常的 M 蛋白,所以不断有学者进行自体造血干细胞移植的治疗尝试。沃曼斯(Voermans)等[7]在 2008 年首次对 SL-ONM 的患者进行了 HDM-SCT 的治疗。一例 38 岁的中年男性因乏力起病,逐渐出现颈伸部无力及肩膀和手臂肌肉的萎缩,言语和吞咽功能出现障碍,肌肉活检诊断为杆状体肌病,血清蛋白电泳为 IgG κ,骨髓穿刺可见异常增高的浆细胞,但未达到 MM 的诊断标准,因此诊断 M 蛋白相关性杆状体肌病。初始进行了 1 个月泼尼松 70 mg/d 的治疗但疗效欠佳。随后进行了大剂量马法兰预处理后自体造血干细胞移植术,移植后 2 个月血清中 M 蛋白消失,复查骨髓穿刺未见异常浆细胞。随访 15 个月患者肌力得到明显恢复。随后,这个研究者团队又进行了 8 例自体造血干细胞移植来治疗 SLONM,并在 2014 年发表了长期随访的结果[8]。其中 7 例患者获得了持续的至少部分缓解(PR)以上的血液学缓解及中度以上的临床缓解,并且肌肉力量得到恢复,只有 1 例患者由于发病时间长达 11 年而对自体造血干细胞移植治疗无效。因此,笔者认为 HDM-SCT 应该作为 M 蛋白相关的 SLONM 的一线治疗,并且强调了及时诊断和及时治疗的重要性。

对于不适合进行自体造血干细胞移植的患者,化疗、免疫治疗以及血浆置换均有文献报道有效。化疗方案包括硼替佐米 + 环磷酰胺 + 地塞米松(CyBorD)[4]、来那度胺 + 地塞米松(RD)[9]、环磷酰胺 + 沙利度胺 + 地塞米松(CTD)[10]均被尝试应用于治疗 M 蛋白相关的 SLONM 患者并且取得了治疗效果。在免疫治疗中,静注人免疫球蛋白(IVIg)被普遍认为是最有希望的治疗方法[11, 12]。

随访和转归

移植后 1 个月,复查血清免疫固定电泳阴性,肌力好转不明显;移植后 5 个月,血清免疫固定电泳阴性,双上肢力量较前明显好转,可自主洗脸、穿衣、梳头。移植后肌力变化如表 1 所示。

表 1 移植前后肌力变化

肌力 部位	初诊(移植前)		移植后第一次随访		移植后第二次随访	
	左	右	左	右	左	右
颈屈/伸	5	5	5	5	5	5
肩外展	3	2	3	2	4−	3
屈肘	4＋	4−	4＋	3	5	4＋
伸肘	4	3	4−	4	4	4＋
伸/屈腕	5	5	5	5	5	5
握拳/捏指	5	5	5	5	5	5
屈髋	3	3	3	3	4	4−
屈膝	4	5	4＋	4＋	4＋	4＋
伸膝	4＋	4＋	4−	4	4−	4
足背屈/跖屈	5	5	5	5	5	5

病例小结

• 该病为成人晚发、亚急性病程,尤其出现不对称肌无力,CK 不高且肌电图呈活动性肌病表现时,一定要想到 SLONM;若肌肉病理符合 SLONM,临床应注意监测心、肺功能,同时应筛查 HIV、M 蛋白。

• SLONM 是一种可治疗的后天获得性肌病,早期治疗可更大程度地改善患者预后。

• SLONM 中的治疗主要有自体干细胞移植、IVIG、免疫疗法(激素＋免疫抑制剂）、化疗（来那度胺、沙利度胺等）。

参考文献

［1］张包静子,岳冬日,高名士,等. 成人晚发型杆状体肌病合并单克隆丙种球蛋白病 1 例报道及文献复习［J］. 中国临床神经科学,2015,23(05):509-515.

［2］URUHA A,BENVENISTE O. Sporadic late-onset nemaline myopathy with monoclonal gammopathy of undetermined significance［J］. Curr Opin Neurol,2017,30(5):457-463.

［3］CHAHIN N,SELCEN D,ENGEL A G. Sporadic late onset nemaline myopathy［J］. Neurology,2005,65(8):1158-1164.

［4］BELHOMME N,MAAMAR A,LE GALLOU T,et al. Rare myopathy associated to MGUS, causing heart failure and responding to chemotherapy［J］. Ann Hematol,2017,96(4):695-696.

［5］SCHNITZLER L J,SCHRECKENBACH T,NADAJ-PAKLEZA A,et al. Sporadic late-onset nemaline myopathy:Clinico-pathological characteristics and review of 76 cases［J］. Orphanet J Rare Dis,2017,12(1):86.

［6］BENVENISTE O,LAFORET P,DUBOURG O,et al. Stem cell transplantation in a patient with late-onset nemaline myopathy and gammopathy［J］. Neurology,2008,71(7):531-532.

［7］VOERMANS N C,MINNEMA M,LAMMENS M,et al. Sporadic late-onset nemaline myopathy effectively treated by melphalan and stem cell transplant［J］. Neurology,2008,71(7):532-534.

［8］VOERMANS N C,BENVENISTE O,MINNEMA M C,et al. Sporadic late-onset nemaline myopathy with MGUS:long-term follow-up after melphalan and SCT［J］. Neurology,2014,83(23):2133-2139.

［9］MONTAGNESE F,PORTARO S,MUSUMECI O,et al. Sporadic late-onset nemaline myopathy in a woman with multiple myeloma successfully treated with lenalidomide/dexamethasone［J］. Muscle Nerve, 2015, 51 (6): 934-935.

［10］KUMUTPONGPANICH T,OWATTANAPANICH W,TANBOON J,et al. Sporadic late-onset nemaline myopathy with monoclonal gammopathy of undetermined significance （SLONM-MGUS）:An alternative treatment using cyclophosphamide-thalidomide-dexamethasone （CTD） regimen［J］. Neuromuscul Disord,2018,28(7):610-613.

［11］MILONE M,KATZ A,AMATO A A,et al. Sporadic late onset nemaline myopathy responsive to IVIg and immunotherapy[J]. Muscle Nerve, 2010,41(2):272-276.

［12］MIZUNO Y,MORI-YOSHIMURA M,OKAMOTO T,et al. Two cases of sporadic late onset nemaline myopathy effectively treated with immunotherapy[J]. Rinsho Shinkeigaku,2016,56(9):605-611.

作者:董文灏、赵冰、李召;审核:袁成录;校对:赵翠萍

反复肝功能异常伴黄疸
——老年男性伴多系统损害

关键词

IgG4 相关疾病；肿瘤；胰腺炎；胆管炎

临床资料

患者，男性，63 岁，因"乏力、食欲减退 2 周，发现肝功异常"于 2018 年 3 月 17 日首次入住我院肝病科。

患者入院 2 周前出现乏力、食欲减退，伴有消瘦，体重 1 周内下降约 5 kg。

既往有"高血压"病史 2 月，否认"冠心病""糖尿病"等慢性病史。

入院查体：T 36.4 ℃，P 72 次/分，R 15 次/分，BP 136/87 mmHg。皮肤黏膜无黄染，腹软，无压痛、反跳痛，未触及腹部包块，肝脾肋下未触及，双肾区无叩痛，双下肢轻度水肿。

辅助检查：血常规：Hb 111.00 g/L，余未见明显异常。血沉：24.00 mm/h。肝功：ALT 87 U/L，AST 20 U/L，γ-GT 664 U/L，SAP 316 U/L，LAB 31.2 g/L，TBIL 21.7 μmol/L，DBIL 17.7 μmol/L。腹部平扫及增强 CT：肝内小囊肿，胆囊炎可能，十二指肠壁局部增厚并结节，建议内镜检查，腹腔内发现略大淋巴结。腹膜后软组织影，腹膜后纤维化可考虑，双侧肾盂及输尿管上段轻度积水，考虑外压所致；盆腔及双侧腹股沟淋巴结增大，前列腺增大（见图 1）。传染病 11 项、自身免疫性肝病相关检测、男性肿瘤标记物、凝血系列、尿常规、大便常规均未见明显异常。在住院保肝治疗期间，逐渐出现排尿困难，经泌尿外科给予双侧输尿管双 J 管置入术治疗，患者症状改善并出院。

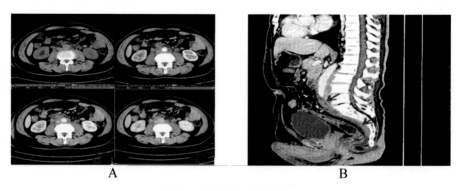

图 1　腹部平扫及增强 CT

A:横断面 CT,腹主动脉及双侧输尿管周围包绕低密度软组织影;B:矢状位,可见腹膜后低密度软组织影。

患者出院 1 个月后再次因"尿色黄并皮肤瘙痒"就诊于肝胆外科,查体:皮肤、巩膜黄染,心肺无异常,腹部平坦,无压痛、反跳痛,未触及腹部包块,肝脾肋下未触及,双肾区无叩痛,移动性浊音阴性,肠鸣音正常。完善肝功:ALT 303 U/L,AST 113 U/L,γ-GT 1069 U/L,SAP 563 U/L,TBIL 145.9 μmol/L,DBIL 129.2 μmol/L,TBA 297.5 μmol/L。肿瘤标记物:CA50 38.6 IU/mL。体液免疫:IgG 18.9 g/L;IgG4 15.2 g/L。血沉:44 mm/h。风湿全套及免疫固定电泳:阴性。腹部超声:胰腺头颈部体积增大,考虑癌变可能,建议增强影像学检查,胆囊壁增厚毛糙,胆汁淤积,肝内外胆管扩张。腹部 CT 检查示:胆总管下端显示欠清,肝内外胆管轻度扩张,建议增强扫描或 MRI 进一步检查;胰腺改变,自身免疫性胰腺炎待排;符合腹膜后纤维化 CT 表现(见图 2)。腹部平扫及增强 MRI:胰腺改变,自身免疫性胰腺炎? 胆系、胰管扩张,壁厚;胆总管末段及胰管近段管腔显示不清,考虑炎症可能,建议治疗后密切随访复查除外占位,多发肝囊肿,胆汁淤积、胆囊炎可能性大;腹膜后纤维化可能大;腹膜后多发肿大淋巴结(见图 3)。磁共振胆胰管成像(magnetic resonance cholangio-pancreatography,MRCP):胆总管末端狭窄、闭塞并胆系扩张,胰管扩张,近段未见显示(见图 4)。给予行经内镜逆行胰胆管造影(endoscopic retrograde cholangio-pancreatography,ERCP)＋内镜乳头括约肌切开术(endoscopic sphincterotomy,EST)＋胆道支架置入术,皮肤瘙痒、黏膜黄染以及肝功较入院前明显好转。

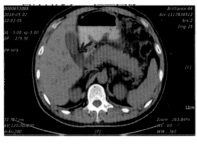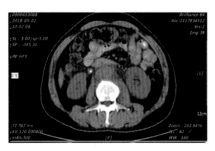

图 2　腹部 CT

注:胆总管下端显示欠清,肝内外胆管轻度扩张,建议增强扫描或 MRI 进一步检查;胰腺改变,自身免疫性胰腺炎待排;符合腹膜后纤维化 CT 表现;双肾盂轻度扩张,双 J 管置入后改变。

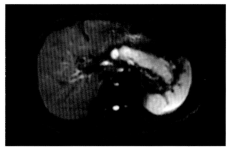

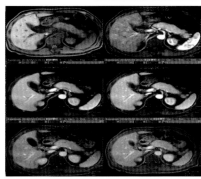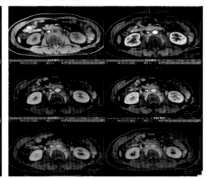

图 3　腹部平扫及增强 MRI

注:胰腺弥漫性增大,胆系、胰管扩张,壁厚;胆总管末段及胰管近段管腔显示不清,多发肝囊肿;腹膜后纤维化可能大;腹膜后多发肿大淋巴结。

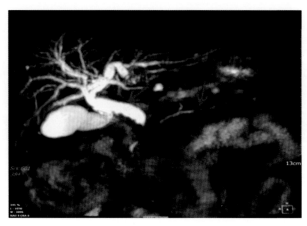

图 4　磁共振胆胰管成像（MRCP）

注:胆总管末端狭窄、闭塞并胆系扩张,胰管扩张,近段未见显示。

患者为求明确诊断,于 2018 年 5 月 21 日就诊于山东省某三甲医院普外科,给予手术更换胆管支架,术中胆管镜观察见:胆总管下段胆管局部组织增生。胆总管活检病理示:破碎的黏膜腺体、坏死组织及少量增生的纤维组织,未见恶征。目前暂不支持肿瘤,建议风湿科就诊,排除风湿免疫性疾病。

患者于 2018 年 6 月 6 日就诊于我院风湿科,自诉食欲差,余无明显不适,为求进一步治疗入院。查体:T 36.1℃, P 66 次/分,R 13 次/分,BP 128/80 mmHg。神志清,精神可,巩膜轻度黄染,左颈前、双侧腹股沟触及肿大淋巴结。双肺呼吸音清,未闻及明显干湿啰音,心律齐,各瓣膜区未闻及病理性杂音。腹软,无明显压痛、反跳痛,肠鸣音正常,双下肢无水肿。辅助检查:IgG4 83.0 g/L,血沉78 mm/h,生化全套:ALT 388 U/L, AST 113 U/L,γ-GT 908 U/L,SAP 792 U/L,TBIL 102.9 μmol/L,DBIL 93.2 μmol/L,TBA 217.4 μmol/L,AMY 348 U/L。

问题思考

问题 1:鉴别诊断是什么?

简述:鉴别诊断包括恶性肿瘤如胰腺癌、胆管癌,自身免疫性疾病,如原发性硬化性胆管炎、自身免疫性胰腺炎。

讨论:

(1)胰腺癌

胰腺癌主要表现为腹痛、黄疸以及消化道症状等,B 超、CT、MRI、ERCP、肿瘤标志物测定、癌基因分析等对胰腺癌确诊和判断能否手术切除有很大的帮助。

（2）胆管癌

胆管癌也会出现黄疸、尿便异常、胆囊肿大以及肝脏损害等表现,磁共振胆胰管成像(MRCP)是目前肝门部胆管癌理想的影像学检查手段。

（3）原发性硬化性胆管炎

原发性硬化性胆管炎一般起病比较缓慢、隐匿,逐渐出现乏力、瘙痒和梗阻性黄疸,胆管造影提示有带样狭窄、憩室样外袋、串珠状或整枝状外观是原发性硬化性胆管炎的典型表现。

（4）自身免疫性胰腺炎

自身免疫性胰腺炎最常见的临床表现为无痛性梗阻性黄疸(33%～59%)、腹痛(32%)、背痛(15%)和体重减轻(15%)[1]。国际共识诊断标准(ICDC)建议综合血清 IgG4 浓度、特征性影像、其他器官受检、组织学和类固醇反应性应考虑诊断自身免疫性胰腺炎[2]。增强 CT 和 MRI 显示胰腺增大,内镜逆行胰管造影(endoscopic retrograde pancreatography,ERP)显示主胰管狭窄,是自身免疫性胰腺炎的两个明显影像学特征,ERP 已成为检测胰管弥漫性变窄的主要方法。当患者患有非典型性自身免疫性胰腺炎,伴有胰管局部狭窄或部分或局灶性增大时,通过病理排除胰腺癌是很重要的。

IgG4 相关硬化性胆管炎的诊断标准有赖于影像学、血清 IgG4 浓度、组织学、其他器官受累性和类固醇反应性。虽然经胆管内镜下胆管活检对排除胆管癌很重要,但内镜活检很难获得足够大的病理样本来诊断 IgG4 相关的硬化性胆管炎,CT 和 MRI 可检测出 IgG4 相关硬化性胆管炎弥漫性胆管壁增厚的特点[3],但仅凭这一特征并不总能区分 IgG4 相关硬化性胆管炎与原发性硬化性胆管炎和胆管癌,但这些微小的改变可以通过胆管内超声更清晰地成像,所以应该优先成像。

问题 2:该患者最可能的诊断是什么?

简述:最可能的诊断为 IgG4 相关疾病,累及胰腺、胆道、腹膜后。

讨论:IgG4 相关疾病是一种与纤维炎性病变相关的免疫介导的疾病,几乎可发生在任何解剖部位。它常表现为多器官疾病,容易与恶性肿瘤、感染或其他免疫介导的疾病相混淆,也可导致器官功能障碍、器官衰竭和死亡。尽管这种疾病几乎可以影响任何器官,但以唾液腺(下颌下腺、腮腺、舌下腺)、眼眶和泪腺、胰腺和胆道、肺、肾脏、主动脉和腹膜后、脑膜和甲状腺(里德尔甲状腺炎)受累常见。

IgG4 相关硬化性胆管炎是 IgG4 相关疾病的胆道表现。它常与自身免疫性胰腺炎相关,只有少数病例单独发生。下胆管是最常累及的区域。胰腺组织学特征为弥漫性淋巴浆细胞浸润、轻度组织嗜酸性粒细胞增多、层状纤维化和闭塞性静脉炎。受累胆管表现出管壁呈弥漫性和环状增厚的独特的形态学改变。

虽然恶性肿瘤与自身免疫性胰腺炎或 IgG4 相关疾病的相关性尚存在争议,但已有若干例胰腺癌或其他恶性肿瘤在自身免疫性胰腺炎或 IgG4 相关疾病患者中的病例报道[4~8]。约 10% 的 IgG4 相关疾病患者和约 1% 的自身免疫性胰腺炎患者在诊断 IgG4 相关疾病之前或之后诊断为恶性肿瘤[4~8]。因此,胰腺癌或其他恶性肿瘤可能合并自身免疫性胰腺炎或 IgG4 相关疾病。

问题 3:对该患者的处理和治疗方案是什么?

简述:IgG4 相关疾病的患者应采取糖皮质激素、免疫抑制剂的治疗及利妥昔单抗等。

讨论:IgG4 相关疾病的治疗,主要分为诱导缓解、维持治疗、复发以及二线治疗。日本指南[9]和国际共识[10]推荐类固醇作为活动性疾病患者的一线药物,类固醇治疗也被推荐用于影像学上有持续性胰腺肿块的无症状患者或有持续性肝脏异常的 IgG4 相关硬化性胆管炎患者,对类固醇治疗有禁忌证的患者,可以应用利妥昔单抗。维持治疗可使用小剂量糖皮质激素,来自亚洲国家(主要是日本[11]和韩国[12])的回顾性研究表明,类固醇维持单药治疗可预防缓解后复发。

IgG4 相关疾病有一定的复发率,大多数患者复发的危险因素仍然不明确,需要进一步研究。在国际[5]和日本[11]多中心研究中,30%～50% 的自身免疫性胰腺炎患者在缓解后 1 年内复发。尽管尚未在国际研究中得到证实,一项来自日本的多中心回顾性研究[5]结果表明,弥漫性胰腺增大和激素治疗后血清 IgG4 浓度的波动(如持续高、低,或再次升高)可能是复发的预测因素[13],IgG4 相关的硬化性胆管炎,特别是近端型,似乎也是复发的危险因素。在某些情况下,自身免疫性胰腺炎和 IgG4 相关硬化性胆管炎与呈现类似症状的疾病的区别仍然具有挑战性,临床需要更特异性的诊断标志物。尽管类固醇作为一种初始治疗的有效性已经得到认可,但对于复发病例的治疗还没有黄金标准。国际共识建议重新使用或增加糖皮质激素或使用免疫抑制药物或利妥昔单抗。

随访和转归

该例患者应用糖皮质激素治疗后,肝功能明显好转,黄疸症状减轻,成功取出双 J 管以及胆道支架,在近 1 年的随访中未再出现病情反复或复发,但仍需密切随访。

病例小结

• IgG4 相关疾病是一种与血清 IgG4 升高相关、累及多器官或组织的一类疾病。

• IgG4 相关疾病的临床表现复杂，涉及多系统、多学科。

• 在遇到原因不明的组织肿胀、腹腔占位及压迫症状时，应考虑 IgG4 相关疾病的可能性。检测血清 IgG4 水平和病理检查至关重要。

参考文献

[1]OKAZAKI K，KAWA S，KAMISAWA T，et al. Amendment of the Japanese consensus guidelines for autoimmune pancreatitis，2013 I. Concept and diagnosis of autoimmune pancreatitis[J]. J Gastroenterol，2014，49：567-588.

[2]SHIMOSEGAWA T，CHARI S T，FRULLONI L，et al. International consensus diagnostic criteria for autoimmune pancreatitis[J]. Pancreas，2011，40：352-358.

[3] TOKALA A，KHALILI K，MENEZES R，et al. Comparative MRI analysis of morphologic patterns of bile duct disease in IgG4-related systemic disease versus primary sclerosing cholangitis[J]. Am J Roentgenol，2014，202：536-543.

[4]SHIOKAWA M，KODAMA Y，YOSHIMURA K，et al. Risk of cancer in patients with autoimmune pancreatitis[J]. Am J Gastroenterol，2013，108：610-617.

[5] HART P A，KAMISAWA T，BRUGGE W R，et al. Long-term outcomes of autoimmune pancreatitis：A multicentre，international analysis[J]. Gut，2013，62：1771-1776.

[6]IKEURA T，MIYOSHI H，UCHIDA K，et al. Relationship between autoimmune pancreatitis and pancreatic cancer：A single-center experience[J]. Pancreatology，2014，14：373-379.

[7]HIRANO K，TADA M，SASAHIRA N，et al. Incidence of malignancies in patients with IgG4-related disease[J]. Intern Med，2014，53：171-176.

[8] YAMAMOTO M，TAKAHASHI H，TABEYA T，et al. Risk of malignancies in IgG4-related disease[J]. Mod Rheumatol，2012，22：414-418.

[9]KAMISAWA T,OKAZAKI K,KAWA S,et al. Amendment of the Japanese consensus guidelines for autoimmune pancreatitis,2013 Ⅲ. Treatment and prognosis of autoimmune pancreatitis[J]. J Gastroenterol, 2014, 49: 961-970.

[10] OKAZAKI K, CHARI S T, FRULLONI L, et al. International consensus for the treatment of autoimmune pancreatitis[J]. Pancreatology, 2017,17:1-6.

[11]MATSUBAYASHI H, ISHIWATARI H, IMAI K, et al. Standard steroid therapy for autoimmune pancreatitis[J]. Gut, 2009,58:1504-1507.

[12]PARK D H,KIM M H,OH H B,et al. Substitution of aspartic acid at position 57 of the DQb1 affects relapse of autoimmune pancreatitis [J]. Gastroenterology,2008,134:440-446.

作者:王妍妮;审阅:潘正论;校对:姚桂华

不明原因的便血

——中年男性伴乏力、关节疼痛、便血

关键词

血管炎；便血

临床资料

患者，男性，53岁，因"乏力、关节疼痛6月，鲜血便5天"于2020年6月20日入院。

患者6个月前无明显诱因自觉全身乏力，伴有右髋关节疼痛，活动时疼痛显著，行走受限，且疼痛持续不缓解，伴右手指尖及右足远端麻木感，遂就诊于当地医院，查血肌酐107 μmol/L，血沉69 mm/h，抗髓过氧化物酶抗体（＋），尿蛋白（＋＋），诊断ANCA相关性血管炎、ANCA相关性肾炎、周围神经病变，给予大剂量糖皮质激素及环磷酰胺治疗，病情改善，行走如常，手足麻木感缓解。3个月前患者出现颜面部及下肢水肿，就诊于当地医院查尿素氮23.39 mmol/L，血肌酐252 μmol/L，血红蛋白75 g/L，血沉48 mm/h，给予甲强龙冲击联合环磷酰胺治疗，面部及肢体水肿减轻出院。14天前患者自觉全身乏力明显，复查相关指标提示：血红蛋白84 g/L，血肌酐926 μmol/L，尿素氮41.8 mmol/L，开始行血液透析治疗。5天前（2020年6月15日）患者夜间排出鲜红色血便，量为500～600 mL，伴全身乏力，伴上腹隐痛，无意识丧失，无抽搐，无肢体活动不灵活，无呕血，伴胸闷，活动后明显，无发热，无皮疹，无关节疼痛，为求进一步诊治收入我科。当地医院给予输血等治疗（具体不详）。4天前患者转至我院急诊，于2020年6月16日夜间再次排血便3次，每次便血量约100 mL，给予患者禁饮食、止

血、静脉补液、营养心肌、抗感染、抑酸护胃、输注红细胞、无肝素血液透析等治疗。患者 3 天前(2020 年 6 月 17 日)开始排黄褐色软便,完善肠镜示结肠节段性水肿,内痔。为求进一步诊治收入我科。患者自排鲜血便以来,神志清,精神差,嘱其禁饮食,小便量每日小于 100 mL,大便如上所述,夜间睡眠欠佳,体重变化不详。

既往史:患者既往体健。否认"高血压""糖尿病""冠心病"病史,否认"肝炎""结核"等传染病病史。无外伤及手术史,有输血史,无药物及食物过敏史。育有 1 女,配偶及女儿体健。否认家族性遗传疾病史。

入院查体:T 36.3 ℃,P 82 次/分,R 20 次/分,BP 154/80 mmHg;神志清,精神差,皮肤颜色暗黄,无皮疹,全身浅表淋巴结未触及肿大,睑结膜苍白。双肺呼吸音低,双侧肺底闻及湿性啰音。心律齐,各瓣膜听诊区未闻及病理性杂音。腹部平坦,呼吸运动正常,未见胃肠蠕动波,腹软,无压痛、反跳痛,肝脾肋下未触及,腹部叩诊鼓音,双肾区无叩痛,移动性浊音阴性,肠鸣音减弱。肛门、直肠、外生殖器拒查。双下肢凹陷性水肿,以右侧下肢为主,右侧可见股静脉置管。腹壁反射正常,双下肢膝腱反射正常、双侧跟腱反射正常,巴宾斯基征未引出,脑膜刺激征阴性。

入院初步诊断:①消化道出血;②ANCA 相关性血管炎 ANCA 相关性肾炎;③慢性肾衰竭(CKD5 期)。

入院后完善相关辅助检验和检查:血常规:白细胞 7.39×10^9/L,血红蛋白 56 g/L;尿常规:尿白细胞(+),尿蛋白(+++),尿潜血(+++);大便常规:大便潜血(+);凝血常规:D-二聚体 17.67 mg/L;生化:白蛋白 28.5 g/L,尿素氮 20.49 mmol/L,肌酐 783 μmol/L;风湿全套:抗过氧化物酶抗体(+),抗核抗体(−),抗双链 DNA 抗体(−);抗髓过氧化物酶抗体定量 1054 AU/mL;肿瘤标志物 CA125:296.9 U/mL,其余正常;头胸腹盆部 CT 平扫:轻度脑萎缩,双肺炎症、纤维灶,双侧胸腔大量积液并双肺下部膨胀不全(见图 1),心腔密度减低,提示贫血,胸部皮下水肿,食管下段壁厚,胆囊结石,大量腹水,盆腔积液,前列腺钙化;上肢超声:右上肢动脉硬化,双上肢头静脉血栓形成;下肢超声:右侧股总静脉置管术后并附壁血栓形成,左侧腓静脉血栓形成,双下肢深静脉血流速度减低(右侧为著);结肠镜:结肠节段性水肿,内痔。

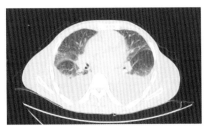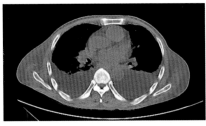

图 1　胸部 CT

注:双肺内见多发小片状、条片状、小结节状高密度影,边界模糊;双肺下部膨胀不全;双侧胸腔内见大量液性密度影。

　　入院后给予患者禁饮食、抑酸保胃止血、静脉营养支持及无肝素血液透析治疗,患者同时存在多处肢体血栓形成,抗凝与止血治疗上存在矛盾,暂未抗凝治疗血栓。入院后患者仍有反复消化道出血症状,2020 年 7 月 3 日患者再次出现柏油样大便,查大便潜血阳性,血红蛋白由 77 g/L(2021 年 7 月 2 日)降至 65 g/L(2021 年 7 月 3 日),行急诊胃镜检查见慢性非萎缩性胃炎并糜烂(2021 年 7 月 3日),病情稳定后患者难以接受再次行结肠镜检查,为进一步明确出血部位及原因,结合消化内科会诊意见,患者选择胶囊内镜检查(见图 2),镜下可见十二指肠球部形态正常,黏膜未见异常,约十二指肠降段、水平段、升段散在糜烂、浅溃疡形成,可见血凝块。空肠、回肠肠腔通畅,约在空肠上段、空肠下段散在糜烂,其余肠段黏膜完整,未见异常。考虑小肠炎症并溃疡形成。

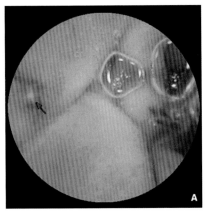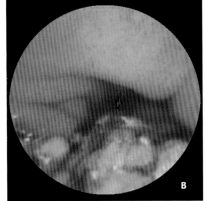

图 2　胶囊内镜

A:十二指肠溃疡;B:十二指肠降部血凝块。

问题思考

问题 1:消化道出血的鉴别诊断考虑什么?

简述:结合该患者的既往病史资料及诊治经历,考虑患者 ANCA 相关性血管炎、ANCA 相关性肾炎诊断明确,此次入院时出现消化道出血,原因尚不明确,胃肠镜检查未发现出血部位及原因,胶囊内镜下见小肠炎症并溃疡形成。因未行病理检查,对此,我们猜想患者消化道出血有以下几种可能:原发性小肠肿瘤、ANCA 相关性血管炎累及胃肠道,激素、透析肝素应用导致消化道黏膜损伤等。

讨论:

(1)原发性小肠肿瘤

原发性小肠肿瘤是临床上较为罕见的恶性肿瘤,占胃肠道恶性肿瘤的 1%~2%。小肠肿瘤早期缺乏典型的临床表现,当肿瘤体积较大时会出现各种消化道症状,如腹痛、消化道出血、肠梗阻、腹部肿块、黄疸、消瘦、恶心呕吐等,其中消化道出血常表现为反复间断性黑便或血便,如长期小量出血未被察觉,患者常伴发慢性贫血表现[1]。本患者虽有上述反复间断性黑便及便血表现,但肿瘤标志物检查及全身 CT 检查未见胃肠道肿瘤影像学改变,胶囊内镜下未见显著占位性病变,镜下也未表现出恶性溃疡征象,不支持原发性小肠肿瘤所致消化道出血。

(2)ANCA 相关性血管炎累及胃肠道

显微镜下多血管炎(MPA)为纤维素样坏死性血管炎,无肉芽肿形成,最常见的受累部位以肺、肾为主,抗体多为髓过氧化物酶-ANCA 阳性[2]。显微镜下多血管炎消化系统受累发生率为 5%~30%,以腹痛、恶心、呕吐、腹泻、无症状的氨基转移酶升高较多见,亦可出现肠穿孔或出血[3]。本患者有血管炎基础疾病史,血管炎的病理特点之一为血管(小动脉、小静脉及毛细血管)的炎症改变,不能排除此种可能。

(3)激素、透析肝素应用导致消化道黏膜损伤

糖皮质激素具有强大的抗炎、抗过敏和免疫抑制等作用,在迅速控制患者免疫炎症反应的同时也会产生很多不良反应,特别是在大剂量或冲击剂量使用时,可能造成胃肠道溃疡、穿孔及出血[4]。透析应用肝素等抗凝药物,可能因肾功能不全而导致肝素半衰期延长,在血浆中蓄积,进而导致消化道出血进展[5]。本患者治疗血管炎、慢性肾衰竭,长期大量应用激素及血液透析治疗,有潜在的药物导致胃肠黏膜损伤的可能。

问题 2：该患者最可能的诊断是什么？

简述：最可能的诊断是 ANCA 相关性血管炎累及胃肠道。

讨论：综合以上情况，考虑患者消化道出血原因为 ANCA 相关性血管炎累及消化道可能性大，其机制可能为血管炎导致胃肠道血管壁炎性损伤，如引发严重的胃肠道血管闭塞性损伤往往导致局部肠壁缺血或梗死，从而导致溃疡和穿孔，也可导致胃肠道血管壁通透性增加，出现肠壁水肿和出血[6]。此外，也不能除外激素长期大剂量应用及透析肝素使用进一步加重了患者消化道出血症状。

问题 3：对该患者的治疗方案是什么？

简述：ANCA 相关性血管炎患者出现消化道症状，常伴有多脏器损害和炎症指标的显著升高，说明疾病处于活动期。因此血管炎的治疗需要激素联合免疫抑制剂的积极干预，激素的应用因消化道出血受到了一定的限制，为缓解患者病情，需要加用免疫抑制剂以及一些辅助治疗手段[7]，如血浆置换、有创的介入治疗和手术等。患者伯明翰血管炎评分（BVAS）34 分，提示血管炎处于活动期，需要积极控制血管炎病情。因患者入院前半年，反复应用激素冲击、环磷酰胺治疗效果欠佳，因经济原因患者拒绝应用利妥昔单抗，故我们将治疗方案调整为减量激素治疗基础上加用他克莫司治疗，同时应用免疫球蛋白封闭抗体联合血浆置换、血液透析，辅以消化道出血止血等治疗。

随访和转归

患者病情逐渐趋为稳定，排黄色成形软便，未再出现消化道出血、腹痛等胃肠道症状，复查多处肢体血栓稳定情况下，拔除临时股静脉置管，建立了可长期应用的血液透析通路，开始进入规律的血液透析治疗。

病例小结

• ANCA 相关性血管炎多累及肺、肾脏以及皮肤、关节等部位，累及消化道相对少见，可出现肠系膜缺血和消化道出血的表现，一旦出现，病情通常较重，预后差。因此需要临床医师更为恰当的处理，才能改善患者预后。

参考文献

[1]赵志勋,关旭,陈瑛罡,等.原发性小肠恶性肿瘤诊疗进展[J].中华胃肠外科杂志,2017,1(20):117-120.

[2]JENNETTE J C,FALK R J,BACON P A,et al. 2012 revised

International Chapel Hill Consensus Conference Nomenclature of Vasculitides [J]. Arthritis Rheum,2013,65(1):1-11.

[3]SCHIRMER J H,WRIGHT M N,VONTHEIN R,et al. Clinical presentation and long-term outcome of 144 patients with microscopic polyangiitis in a monocentric German cohort[J]. Rheumatology(Oxford),2016, 55(1):71-79.

[4]朱华栋,刘业成,赵晓东,等. 糖皮质激素急诊应用专家共识[J]. 中华急诊医学杂志,2020,29(6):765-772.

[5]YANG J Y,LEE T C,MONTEZ-RATH M E,et al. Trends in acute nonvariceal upper gastrointestinal bleeding in dialysis patients[J]. J Am Soc Nephrol,2012,23(3):495-506.

[6]GEBOES K,DALLE I. Vasculitis and the gastrointestinal tract[J]. Acta Gastroenterol Belg,2002,65:204-212.

[7]SOOWAMBER M,WEIZMAN A V,PAGNOUX C. Gastrointestinal aspects of vasculitides[J]. Nat Rev Gastroenterol Hepatol,2017,14(3): 185-194.

作者:毕文华、杨馥蔓;审核:高延霞;校对:何兰杰

案例
24

顽固性低钠血症伴脑病
——老年女性伴有低钠血症、记忆力减退、幻视

关键词

低钠血症；记忆力减退；面臂肌张力障碍；SIADH；抗 LGI1 脑炎

临床资料

患者，女性，68 岁，因"乏力 1 年，幻视 5 月，昏睡、四肢抽搐 1 天"于 2015 年 12 月 1 日由急诊入我院内分泌科。

患者近 1 年感乏力、精神差，但生活能自理。5 个月前出现记忆力减退，以近记忆力下降为主，并自诉可见"恐怖影像"，家务活动明显减少。4 个月前曾于当地精神卫生中心就诊，诊断不详，短期口服"黛力新"治疗，因恶心呕吐、乏力加重停药。3 个月前曾于外院查颅脑磁共振提示"脱髓鞘改变"，未予药物治疗。2 天前进餐后非喷射呕吐 1 次，1 天前出现反应迟钝、昏睡，四肢不自主抽动，遂来急诊，查血钠 115 mmol/L，氯 83 mmol/L，钾 3.39 mmol/L。于急诊补钠、补钾后精神较前改善，为进一步诊疗入院。

既往史：既往体健。2 个月前因步态不稳跌倒致"胸椎骨折"，此后长期卧床，间断口服非甾体抗炎药物止痛治疗。无烟酒嗜好和药物滥用。

家族史：父母已故，死因不详。否认家族遗传病史，否认家族成员中有类似疾病发作。

体格检查：T 36.3℃，P 84 次/分，R 18 次/分，BP 131/92 mmHg。神智清，淡漠，反应迟钝，记忆力减退，眼睑及下肢无水肿，双肺呼吸音清，心率 84 次/分，律齐，各瓣膜区未闻及病理性杂音。腹软，无压痛，未及包块，肠鸣音正常。双下

肢肌力 4 级,肌张力减弱,下肢腱反射(-)。格拉斯哥(Glasgow)昏迷评分 14 分。在查体期间可见双下肢不自主抽动,阵发性发作,发作时意识清楚,持续 1～2 秒。

入院诊断:①电解质紊乱:低钠血症、低钾血症;②胸椎压缩性骨折。

入院后辅助检查:电解质示血钠 124 mmol/L,血钾 3.0 mmol/L,尿酸 135 μmol/L,尿素氮 3.27 mmol/L,血渗透压 263.3 mOsm/(kg·H$_2$O),尿渗透 510 mOsm/(kg·H$_2$O),尿钠 234 mmol/24 h(2 L/24 h),血常规、尿常规、C 反应蛋白、降钙素原、肝肾功、血糖、乳酸、甲状腺功能未见明显异常。查水盐代谢相关的激素皮质醇、促肾上腺皮质激素、肾素、醛固酮未见异常。为排除肿瘤相关的低钠,行肿瘤标记物未见明显异常,胸腹盆部 CT 平扫未见占位性病变。患者精神淡漠、反应迟钝,故行头颅磁共振成像(MR),结果显示双侧大脑半球脑白质少许缺血变性灶(见图 1)。脑电图:异常脑电(中—重度),异常波、高波幅 3～7 Hz 慢活动各区持续多量,大部分呈节律,少数呈节律阵发,额、中央、顶、颞区显著。

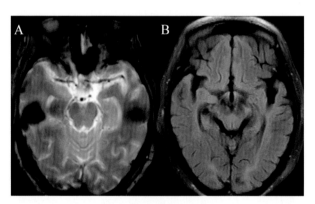

图 1 颅脑磁共振成像

A:T2 加权成像;B:FLAIR 成像。颞叶内侧未见明显异常信号。

患者亚急性起病,重度低渗性低钠血症,无血容量不足证据,尿钠浓度增高,尿渗透压高于血渗透压,肾功能、甲状腺功能、肾上腺皮质激素水平正常,无利尿剂应用,符合抗利尿激素不适当分泌综合征诊断标准。未发现肺部疾病、肿瘤、神经系统感染、占位和血管性病变,尽管脑电图异常,但未发现其他特异性证据。遂予以限水、利尿治疗,血钠上升并维持在 130～133 mmol/L,但患者不能耐受限水,加用托伐普坦后血钠升至 135 mmol/L,精神改善,乏力、肢体抽动均有所缓解,遂出院。

患者院外坚持托伐普坦治疗,但乏力、四肢抽动、低钠血症反复发生,并出现躁动、不能分辨场景和熟悉人物,先后于多家医院静脉补钠治疗,期间再次发生意识丧失,伴有肢体抽搐,外院查血钠 128 mmol/L,血气分析提示乳酸酸中毒,予以补液、纠酸、抗癫痫治疗后,仍烦躁、意识错乱、四肢抽搐,为进一步诊疗于 2016 年 1 月 9 日再次入我院内分泌科。

患者低钠血症反复发生、难以纠正,同时中度低钠血症时神经精神症状加重,单纯低钠血症不能解释患者疾病进展,遂入院后请神经内科会诊,建议予以视频脑电图和脑脊液相关检查。

视频脑电提示发作期患者头及口角向左侧偏转,左上肢上抬,每次持续 1～3 秒,同步脑电记录可见大量肌电干扰,未见癫痫样放电(见图 2)。

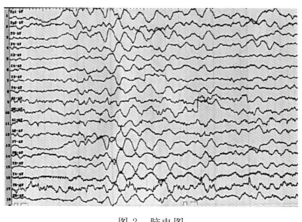

图 2　脑电图

注:背景活动少量 α 波;多量广泛性低幅 18～30 Hz 的 β 波;大量广泛性低至高幅 4～7 Hz 及 2～3 Hz 的 θ 和 δ 波。

进一步行脑脊液检查,脑脊液压力正常,脑脊液常规显示白细胞 5/mm³,小淋巴细胞 56%,中性粒细胞 38%,一般单核细胞 6%,红细胞(＋＋＋),球蛋白 0.79 g/L(参考范围:0～0.41 g/L)。脑脊液 IgG 96.6 mg/L(参考范围:0～34 mg/L),IgA 24.6 mg/L(参考范围:0～5 mg/L),IgM 3.4 mg/L(参考范围:0～1.3 mg/L)。脑脊液寡克隆带阴性,脑脊液自身免疫性脑炎相关抗体检查显示:抗 N-甲基-D-天冬氨酸(N-methyl-D-aspartate, NMDA)受体抗体、抗 α-氨基-3-羟基-5-甲基-4-异恶唑丙酸(alpha-amino-3-hydroxy-5-methyl-4-isoxazolepropionic acid,AMPA)1 型受体抗体、抗 AMPA2 抗体、抗 γ-氨基丁酸 B(gamma-aminobutyric acid B,GABAB)受体抗体,抗接触蛋白相关蛋白 2(contactin-associated protein-like 2,CASPR2)阴性,抗富亮氨酸胶质瘤失活蛋白 1(leucine-rich glioma inactivated 1,LGI1)抗体(＋＋)。血抗 LGI1 抗体(＋)(1：10

稀释)。

问题思考

问题 1:鉴别诊断考虑什么?

简述:鉴别诊断应从两方面入手:一方面为引起抗利尿激素不适当分泌综合征的相关疾病,包括恶性肿瘤、肺部感染、通气功能异常和中枢神经系统疾病;另一方面为快速进展的痴呆,主要包括颅内感染、桥本脑病、边缘叶脑炎。

讨论:

(1)抗利尿激素不适当分泌综合征(syndrome of inappropriate antidiuretic hormone secretion,SIADH):

SIADH 是由于抗利尿激素分泌不受抑制或抗利尿激素对加压素受体作用超常所导致的水排泄障碍,以等容量或高容量低钠血症为特征的临床综合征,是住院患者常见的低钠血症原因。SIADH 病因繁杂,常见原因包括恶性肿瘤、肺部感染、通气功能障碍、中枢神经系统疾病、药物等(见表 1)。

表 1　引起 SIADH 的常见原因[1]

肺部	感染	细菌、病毒、结核、曲霉菌、肺脓肿
	通气功能障碍	哮喘、囊性纤维化、慢性阻塞性肺疾病、机械通气、气胸
肿瘤	呼吸系统	小细胞肺癌
	消化系统	胃、十二指肠、胰腺肿瘤
	泌尿生殖系统	输尿管、膀胱、前列腺、子宫肿瘤
	其他	间皮瘤、胸腺瘤、淋巴瘤、肉瘤、神经母细胞瘤
中枢神经系统	感染	脑炎、脑膜炎、脑脓肿、疟疾
	血管性和占位性疾病	硬膜下血肿、蛛网膜下腔出血、卒中、脑部肿瘤、颅脑外伤、垂体手术、海绵窦血栓形成
	其他	脑积水、多发性硬化、格林-巴利综合征、Shy-Drager 综合征、酒精戒断、急性间歇性血卟啉病

续表

药物	抗抑郁药	SSRIs、三环类、MAOIs、文拉法辛
	抗惊厥药	卡马西平、奥卡西平、丙戊酸钠、拉莫三嗪
	抗精神类	硫利达嗪、替沃噻吨、氟哌啶醇、阿米替林
	抗癌药	长春碱类、铂类、(异)环磷酰胺、马法兰、氨甲蝶呤、喷司他丁、伊马替尼
	降糖药	氯磺丙脲、甲苯磺丁脲
	血管升压素类	去氨加压素、催产素、血管升压素、特利加压素
	其他	阿片类、甲烯二氧甲苯丙胺(摇头丸)、左旋咪唑、干扰素、NSAIDs、尼古丁、胺碘酮、质子泵抑制剂
其他	暂时性	剧烈活动、全身麻醉、恶心、疼痛、应激、AIDS
	遗传性	精氨酸加压素受体突变
	特发性	

注:SSRIs:五羟色胺再摄取抑制剂;MAOIs:单胺氧化酶抑制剂;NSAIDs:非甾体消炎药;AIDS:获得性免疫缺陷综合征。

本例患者无特殊药物治疗史,缺乏呼吸系统疾病、恶性肿瘤的典型临床表现,无缺血性脑血管病影像证据,临床症状以认知功能障碍为主要特征,同时加压素受体拮抗剂托伐普坦治疗无效。因此,本例患者应结合神经系统症状体征从快速进展的痴呆入手完善鉴别诊断。

(2)颅内感染

颅内感染包括细菌、病毒、结核、隐球菌感染等。细菌和单纯疱疹病毒感染多发病急骤,以高热、抽搐、意识障碍为主要表现,本例患者发病过程显然不符合。慢病毒感染并伴有快速进展的痴呆首先需要考虑的为克-雅氏病(Creutzfeldt-Jakob disease,CJD)。CJD表现为快速进展的痴呆、行为异常、肌震挛和共济失调。MR显示大脑皮层以及尾状核、壳核或丘脑DWI、FLAIR、T2加权像高信号。脑电图可观察到周期性同步双相或三相周期性尖慢复合波(periodic sharp wave complexes,PSWC)。脑脊液常规通常正常,14-3-3蛋白和TAU蛋白阳性具有辅助诊断价值。本例患者临床表现、脑电图及颅脑MRI不符合。颅内慢性感染常见的有结核性脑膜炎(Tuberculous meningitis,TM)。结核性脑膜炎通常表现为头痛、发热、呕吐,44.3%的患者合并低钠血症[4],查体会有脑膜刺激征及神经功能缺损的表现。典型的脑脊液检查发现包括颅压高,白细胞多达数百,混合淋巴细胞反应,蛋白升高,葡萄糖及氯化物低,影像学常见表现为基底池渗出、脑膜增厚、脑梗死和脑积水,本例患者临床表现及脑脊液检查不符合。

(3)桥本脑病(Hashimoto's encephalopathy,HE)

HE 可以引起急性或亚急性进行性加重的认知障碍、震颤和意识改变。抗甲状腺过氧化物酶抗体阳性和(或)抗甲状腺球蛋白抗体阳性。脑电图常显示非特异性背景活动减慢,弥漫性慢波或额叶慢波最常见[7]。MRI 不特异,不同阶段表现不甚相同,可以有细胞毒性导致的缺血性损害(急性期 DWI 高信号)、弥漫性脱髓鞘、萎缩或其他。大部分对激素治疗有效。

(3)边缘叶脑炎(Limbic encephalitis,LE)

LE 的特征是亚急性起病的记忆减退、癫痫发作和精神症状。边缘叶脑炎根据抗体的不同分为副肿瘤性边缘叶脑炎和自身免疫性边缘叶脑炎。副肿瘤性边缘性叶脑炎常与肿瘤有关,常见肿瘤包括小细胞肺癌、精原细胞瘤、胸腺瘤,乳腺癌和霍奇金淋巴瘤,神经精神症状常发生在肿瘤发现之前。自身免疫性边缘叶脑炎常与影响神经元细胞表面蛋白或突触蛋白的抗体有关,部分自身免疫性边缘叶脑炎不合并肿瘤(见表 2)。边缘叶脑炎的脑电图表现为局灶性或全面性慢波和(或)癫痫样活动,MR 显示内侧颞叶的 T2、FLAIR 高信号灶,脑脊液常规提示白细胞增多,血液和脑脊液的特异性抗体检测可明确诊断[7]。

表 2　常见边缘叶脑炎相关抗原和临床表现[10]

靶抗原	临床表现	相关肿瘤(占比)
AMPAR	边缘叶脑炎,意识模糊,精神症状、癫痫。MRI:T2 加权颞叶高信号	小细胞肺癌、胸腺瘤、乳腺癌(50%～70%)
GABA-BR	边缘叶脑炎,癫痫、自主神经功能障碍、运动障碍、快速进展性痴呆。MRI:T2 加权颞叶高信号	小细胞肺癌(50%～60%)
LGI1	边缘叶脑炎,癫痫,面臂肌张力障碍样癫痫发作,低钠血症。MRI 非特异性,T2 加权内侧颞叶高信号	小细胞肺癌、胸腺瘤(<10%)
CASPR2	边缘叶脑炎,莫旺氏综合征(记忆力减退、睡眠障碍、自主神经功能障碍、肌强直)、癫痫、神经性疼痛。MRI 非特异性,T2 加权颞叶高信号	胸腺瘤(10%～40%)

续表

靶抗原	临床表现	相关肿瘤(占比)
mGluR5	边缘叶脑炎,奥菲莉亚(Ophelia)综合征,癫痫,运动障碍。MRI 无特异性改变	霍奇金淋巴瘤(50%)
DPPX	边缘叶脑炎,脑干脑炎,伴强直和肌阵挛的进行性脑脊髓炎,自主神经功能障碍,腹泻、消瘦。MRI 无特异性改变,FLAIR 或 T2 加权白质异常	B 细胞淋巴瘤(<10%~30%)
GAD	边缘叶脑炎,僵人综合征,伴强直和肌阵挛的进行性脑脊髓炎,小脑共济失调,动眼神经功能障碍、糖尿病。MRI:T2 加权颞叶高信号	肺癌、胸腺瘤(<15%)
Ma	边缘叶脑炎,脑干脑炎,间脑炎,癫痫,小脑综合征。MRI 无特异性改变	睾丸、肺和胸膜(90%)
Hu	边缘叶脑炎,小脑综合征,脑干脑炎,自主神经功能障碍、感觉神经病。MRI 无特异性改变	小细胞肺癌(>90%)
Ri	边缘叶脑炎,小脑综合征,脑干脑炎,眼阵挛-肌阵挛综合征,运动障碍。MRI 无特异性改变	女性乳腺癌;男性肺和膀胱癌(>90%)
CRMP5	边缘叶脑炎,脑脊髓炎,小脑综合征,僵人综合征。MRI 正常或 T2 加权颞叶高信号	小细胞肺癌、胸腺瘤(>90%)
SOX1	边缘叶脑炎,兰伯特-伊顿(Lambert-Eaton)肌无力综合征,小脑综合征。MRI 正常或 T2 加权颞叶高信号	小细胞肺癌(30%~60%)
AK5	边缘叶脑炎。影像学示海马萎缩	无数据

注:AMPAR:α-氨基-3-羟基-5-甲基-4-异恶唑丙酸受体;GABA-BR:γ-氨基丁酸 B 型受体;LGI1:富亮氨酸胶质瘤失活蛋白 1;CASPR2:接触蛋白相关蛋白 2;mGluR5:代谢型谷氨酸受体 5;DPPX:二肽基肽酶样蛋白 6;GAD:谷氨酸脱羧酶;CRMP5:坍塌反应调节蛋白 5;SOX1:性别决定区 Y 框蛋白 1;AK5:腺苷酸激酶 5。

问题 2:该患者最可能的诊断是什么?

简述:该患者的诊断为抗富亮氨酸胶质瘤失活蛋白 1(leucine-rich glioma inactivated 1,LGI1)脑炎。

讨论:抗 LGI1 脑炎是一种非肿瘤性自身免疫性脑炎综合征,具有记忆障碍、意识模糊和癫痫发作等边缘叶脑炎的典型症状[8]。目前认为该病是由于抗 LGI1 抗体影响了突触传递过程中电压门控钾通道(voltage-gated potassium channels，VGKC)和 AMPA 受体之间的信号转导，导致神经元过度兴奋(见图3)。抗 LGI1 脑炎好发于老年人，男女比率为 2∶1，约 65％的患者合并低钠血症，仅 5％～10％的病例合并肿瘤。95％的患者认知功能下降，以工作记忆减退最为突出。

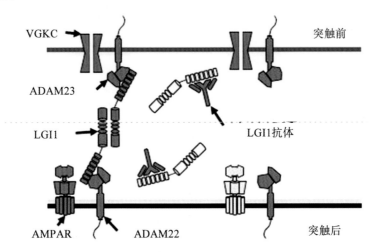

图 3　VGKC 离子通道复合体示意图[12]

注:VGKC:电压门控钾通道;ADAM:去整合素金属蛋白酶;LGI1:富亮氨酸胶质瘤失活蛋白 1;AMPAR:α-氨基-3-羟基-5-甲基-4-异恶唑丙酸受体。

　　难治性低钠血症是抗 LGI1 脑炎的重要特征，导致低钠血症的可能机制是下丘脑和肾脏同时存在 LGI1，进而引起抗利尿激素的不适当分泌和作用异常，导致低钠难以纠正，免疫治疗可改善病情，血钠多可恢复正常。除抗 LGI1 脑炎外，抗 CASPR2 脑炎约 15％患者也存在低钠血症[10]。

　　面臂肌张力障碍样癫痫发作(faciobrachial dystonic seizures，FBDS)是该病最具特征性的症状，表现为频繁发作的同侧面部抽搐和上肢痉挛收缩等短暂性刻板样动作(见图 4)，平均每天 50 次，每次持续时间小于 3 秒，声音和情绪刺激可诱发，视频脑电图检查在间歇期可以是正常的，或出现局灶性非特异性慢波、尖波，发作期可发现伴有癫痫波的 FBDS 发作。

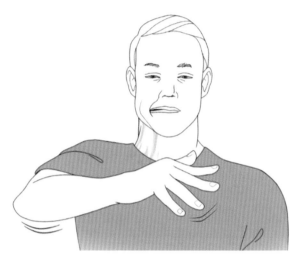

图 4　面臂肌张力障碍示意图[18]

抗 LGI1 脑炎脑脊液检查通常正常或轻度白细胞增高、蛋白增高,或仅显示寡克隆带,MR 检查具有边缘叶脑炎的一般特点,常显示颞叶内侧或海马异常信号,抗 LGI1 脑炎的确诊有赖于血清或脑脊液 LGI1 抗体检测[12]。

本例患者存在记忆力减退、认知功能障碍、低钠血症,MR 无特异性改变,脑电图异常信号,但因缺乏神经内科专科知识,首次住院期间未能观察到 FBDS 的典型表现,未对神经系统疾病进一步甄别,从而延误了治疗时机。

问题 3:对该患者的治疗方案是什么?

简述:甲泼尼龙静脉冲击疗法,后给予泼尼松联合其他免疫抑制剂治疗。

讨论:抗 LGI1 脑炎的一线治疗包括糖皮质激素、免疫球蛋白、血浆置换,免疫球蛋白或血浆置换联合糖皮质激素治疗优于单用糖皮质激素,70%～80%的患者可以获得显著临床改善。对一线治疗效果不佳或复发的患者,可以加用二线药物,包括利妥昔单抗或环磷酰胺[15]。

尽管多数患者预后较好,但仍然存留认知缺陷和肢体活动异常,MR 常有海马萎缩,长期癫痫风险较低。大约 1/3 的患者复发,多在首发症状出现后 35 个月左右复发[10],复发后结局较差。

随访和转归

治疗 3 个月后随访,患者反应性、记忆力明显改善,未再发作 FBDS,日常生活能力量表(Barthel 指数)评分 85 分。复查血钠正常,脑脊液生化未见明显异常,脑脊液免疫球蛋白接近正常。

病例小结

• 边缘叶脑炎的典型临床表现是亚急性起病的记忆减退、癫痫发作和精神症状,MR 显示内测颞叶的 T2、FLAIR 高信号灶,副肿瘤抗体或特异性自身免疫抗体检测有助于早期诊断。

• 抗 LGI1 脑炎具有典型边缘叶脑炎临床特点,以肌张力障碍样癫痫发作为特征表现,常合并低钠血症,很少合并肿瘤,对免疫抑制治疗反应较好,约 1/3 患者复发。

参考文献

[1]MORITZ M L. Syndrome of inappropriate antidiuresis[J]. Pediatr Clin North Am,2019,66(1):209-226.

[2]ZERR I,KALLENBERG K,SUMMERS D M,et al. Updated clinical diagnostic criteria for sporadic Creutzfeldt-Jakob disease[J]. Brain,2009,132(Pt 10):2659-2668.

[3]HERMANN P,APPLEBY B,BRANDEL J P,et al. Biomarkers and diagnostic guidelines for sporadic Creutzfeldt-Jakob disease[J]. Lancet Neurol,2021,20(3):235-246.

[4]MISRA U K,KALITA J. Tuberculous Meningitis International Research C. Mechanism, spectrum, consequences and management of hyponatremia in tuberculous meningitis[J]. Wellcome Open Res,2019,4:189.

[5]WILKINSON R J,ROHLWINK U,MISRA U K,et al. Tuberculous meningitis[J]. Nat Rev Neurol,2017,13(10):581-598.

[6]CHURILOV L P,SOBOLEVSKAIA P A,STROEV Y I. Thyroid gland and brain:Enigma of Hashimoto's encephalopathy[J]. Best Pract Res Clin Endocrinol Metab,2019,33(6):101364.

[7]SCHIESS N,PARDO C A. Hashimoto's encephalopathy[J]. Ann N Y Acad Sci,2008,1142:254-265.

[8]GRAUS F,TITULAER M J,BALU R,et al. A clinical approach to diagnosis of autoimmune encephalitis[J]. Lancet Neurol,2016,15(4):391-404.

[9]GRATIVVOL R S,CAVALCANTE W C P,CASTRO L H M,et al. Updates in the diagnosis and treatment of paraneoplastic neurologic Syndromes

[J]. Curr Oncol Rep,2018,20(11):92.

[10]KAO Y C, MI LIN,WENG W C,et al. Neuropsychiatric disorders due to limbic encephalitis:immunologic aspect[J]. Int J Mol Sci,2020,22(1):389.

[11]PETIT-PEDROL M,SELL J,PLANAGUMA J,et al. LGI1 antibodies alter Kv1.1 and AMPA receptors changing synaptic excitability,plasticity and memory[J]. Brain,2018,141(11):3144-3159.

[12]DALMAU J,GRAUS F. Antibody-mediated encephalitis[J]. N Engl J Med,2018,378(9):840-851.

[13]VAN SONDEREN A,THIJS R D,COENDERS E C,et al. Anti-LGI1 encephalitis:Clinical syndrome and long-term follow-up[J]. Neurology,2016,87 (14):1449-1456.

[14] GAO L, LIU A, ZHAN S, et al. Clinical characterization of autoimmune LGI1 antibody limbic encephalitis[J]. Epilepsy Behav,2016,56: 165-169.

[15] LAI M, HUIJBERS M G, LANCASTER E, et al. Investigation of LGI1 as the antigen in limbic encephalitis previously attributed to potassium channels:A case series[J]. Lancet Neurol,2010,9(8):776-785.

[16] ELLISON D H, BERL T. Clinical practice. The syndrome of inappropriate antidiuresis[J]. N Engl J Med,2007,356(20):2064-2072.

[17]VAN SONDEREN A,PETIT-PEDROL M,DALMAU J,et al. The value of LGI1,Caspr2 and voltage-gated potassium channel antibodies in encephalitis[J]. Nat Rev Neurol,2017,13(5):290-301.

[18] SCHMERLER D A, ROLLER S, ESPAY A J. Teaching Video NeuroImages:Faciobrachial dystonic seizures:Pathognomonic phenomenology [J]. Neurology,2016,86(6):e60-e61.

[19]FINKE C,PRUSS H,HEINE J,et al. Evaluation of cognitive deficits and structural hippocampal damage in encephalitis with leucine-rich, glioma-inactivated 1 antibodies[J]. JAMA Neurol,2017, 74(1):50-59.

作者:孙靖、刘金波;审核:何兰杰;校对:赵翠萍

案例
25

低钠伴发热
——老年女性伴低钠、淡漠和发热

关键词

低钠血症;发热;意识障碍;结核性脑膜炎

临床资料

患者,女性,82岁,因"乏力、淡漠40天,发热伴嗜睡6天"于2020年7月15日收入我院内分泌科。

患者40天前出现乏力、淡漠、少言懒语,进食差,未在意,未治疗。30天前出现乏力、淡漠症状加重,伴有性格改变,不关心家人及周围事物。6天前出现发热,体温最高38.6 ℃,偶有干咳,伴嗜睡、丧失家务能力,无咳痰、咳血,无畏寒、头痛,无尿频、尿急、尿痛,体重下降3 kg。2天前就诊于我院急诊,查血钠122 mmol/L,血钾2.37 mmol/L,给予补钠、补钾、静脉用左氧氟沙星抗感染治疗效果不佳,仍有明显的低钠,收入内分泌科。

既往"高血压"病史20年,口服氨氯地平治疗,血压可控制在130/90 mmHg;"冠状动脉粥样硬化性心脏病"病史20年;"甲状腺乳头状癌"术后5年,长期口服优甲乐50 μg每日一次治疗。24岁结婚,育有1子2女,否认产后大出血病史;家族史阴性。

入院查体:T 38.8 ℃,P 90次/分,R18次/分,BP 131/72 mmHg,嗜睡状态,呼之可睁眼,但不能正常回答问题,双肺呼吸音粗,未闻及明显干湿性啰音,心率90次/分,律齐,各瓣膜听诊区未闻及明显病理性杂音。腹软,无压痛、反跳痛。神经科查体:双侧瞳孔等大等圆,对光反射存在,双上肢肌力3级,双下肢肌力2

级,右侧病理征可疑阳性,双下肢无水肿。

入院诊断:①低钠原因待查;②发热原因待查;③高血压病;④冠状动脉粥样硬化性心脏病。

入院后常规辅助检查:血常规:白细胞计数 3.92×10^9/L,中性粒细胞百分率 79.9%,血红蛋白 129 g/L,红细胞比容 37.1%,CRP:29.1 mg/L,ESR:14 mm/h;PCT:0.29 ng/ml,提示有炎性反应。进一步检查结核分枝杆菌特异性细胞免疫反应(±);肿瘤标志物、风湿全套正常;凝血系列、血培养未见明显异常。胸部 CT:双肺尖磨玻璃样结节,少量胸腔积液;腹部 CT:未见明显异常;盆部 CT:膀胱壁异常改变,炎症可能,但没有明确的导致患者发热的病因。

低钠血症方面进一步检查显示,生化全套:肝功肾功正常,白蛋白 34.3 g/L,钠 126 mmol/L,钾 4.46 mmol/L,氯 92 mmol/L,钙 2.02 mmol/L,血糖 5.73 mmol/L;尿常规:尿白细胞(一),尿细菌(一),尿蛋白(1+),尿 pH 值 7.0,比重1.014;肾小管功能未见明显异常。24 小时尿电解质(尿量 2.2 L):尿钠 290 mmol/24 h,尿钾 111 mmol/24 h,尿钙 6.8 mmol/24 h,尿镁 4.09 mmol/24 h;血气分析:pH 值 7.53,PO_2 68 mmHg↓,PCO_2 33 mmHg↓,乳酸 0.8 mmol/L;计算血浆渗透压:268.65 mOsm/(kg·H_2O);激素水平检查:甲状腺功能:FT3 2.13 pmol/L(参考范围:3.1~6.8 pmol/L),FT4 18.82 pmol/L(参考范围:12~22 pmol/L),TSH 0.299 μIU/mL(参考范围:0.27~4.2 μIU/mL);肾上腺轴相关激素:ACTH(8:00)15.91 pg/mL(参考范围:7.2~63.4 pg/mL),皮质醇(8:00)35.8 μg/mL(参考范围:4.26~24.85 μg/mL),醛固酮 14.54 ng/mL(参考范围:1~16 ng/mL),肾素 2.98 ng/L(参考范围:4~24 ng/L);性激素:FSH 45.45 mIU/mL(参考范围:16~114 mIU/mL),E2 <10 pg/mL(参考范围:20~47 pg/mL),LH 9.3 mIU/mL(参考范围:10~58 mIU/mL),PRL 159 mIU/mL(参考范围:70~566 mIU/mL);BNP:35 pg/mL(参考范围<100 pg/mL)。

患者精神淡漠,不能确定是由低钠血症引起还是因为有颅内病变,故进一步行颅脑磁共振检查显示:脑内多发缺血变性灶,软化灶;脑桥区对称性 FLAIR 加权像略高信号(见图1)。

治疗过程:尝试限水纠正低钠血症,效果差,后患者不能耐受限水,给予静脉补钠,口服盐胶囊,血钠仍波动于 120~125 mmol/L,顽固性低钠。患者入院后持续低热,咳嗽咳痰不明显,除意识障碍外无其他伴随症状,先后给予哌拉西林/他唑巴坦、万古霉素、左氧氟沙星抗感染治疗,体温仍波动于 37.5~38.8 ℃。患者入院后意识状态持续进展,由嗜睡进展为昏睡状态。

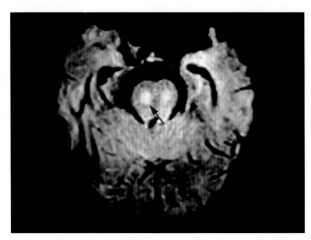

图 1　颅脑磁共振（FALIR）

注：示脑桥区见片状等长 T1、长 T2 信号，FALIR 呈高信号，DWI 无明显高信号。

患者入院第 10 天出现昏迷，进一步请神经内科会诊，神经系统查体：昏迷状态，双侧瞳孔等大等圆，对光反射消失，四肢肌张力低，坠落试验阳性，腱反射（＋），双侧 Babinski 征、Chaddock 征阳性，颈部抵抗、克尼格征（Kernig Sign）（＋）。建议行腰穿检查。

进一步腰穿检查，脑脊液常规：压力 230 mmH$_2$O，无色，清亮；白细胞 156×10^6/L，红细胞 300×10^6/L；脑脊液生化：GLU 1.28 mmol/L（参考范围：2.5～4.5 mmol/L），CL 99.6 mmol/L（参考范围：120～130 mmol/L）；脑脊液蛋白 1.57 g/L（参考范围：0.15～0.45 g/L），脑脊液免疫球蛋白：IgG 294.88 mg/L（参考范围：0～34 mg/L），IgA 132.43 mg/L（参考范围：0～5 mg/L），IgM 8.96 mg/L（参考范围：0～1.3 mg/L）；脑脊液细胞学：血性外观，白细胞分类：小淋巴细胞 75％，中性粒细胞 20％，墨汁染色（－）；脑脊液涂片：抗酸杆菌（－），细菌（－），真菌孢子及菌丝（－）；从脑脊液细胞学及临床查体考虑结核性脑膜炎可能性大，进一步行脑脊液病原微生物高通量测序：结核分枝杆菌复合群（＋）。

问题思考

问题 1：可能的鉴别诊断有哪些？

简述：对于低钠血症，临床分为等渗或高渗性低钠血症、低渗性低钠血症，初步考虑该患者为低渗性低钠血症，且表现为等容量或低容量性改变，考虑中枢性低钠可能性大。

患者发热原因不明，未查见肿瘤性、血液系统、免疫系统等因素所致的发热，未查及明确外周器官的感染灶,患者进行性意识障碍,且患者合并低钠血症,考虑不除外中枢感染性疾病可能。

讨论:低钠血症是临床常见的电解质紊乱类型,其发病率逐年上升,根据我国近期的临床调查,住院患者低钠血症发生率为 3.3%,老年人(>60 岁)低钠血症的发病风险为年轻人的 2.5 倍,低钠血症可增加住院患者的死亡率及医疗资源的消耗,且与跌倒、脆性骨折、再住院率、死亡率等多种不良临床结果呈正相关[1]。轻度低钠血症可无明显临床表现或仅有乏力、恶心等不适。急性或重度低钠血症患者可有意识改变、癫痫、昏迷、呼吸暂停甚至死亡等表现[2]。

低钠血症的临床病因根据渗透压的不同,可分为等渗性、高渗性、低渗性低钠血症。等渗性低钠血症临床多见于行腹腔镜、膀胱冲洗的患者。高渗性低钠血症多见于糖尿病患者血糖水平升高、甘露醇静脉滴注的患者[3]。低渗性低钠血症,又分为高容量、低容量、等容量性低钠血症;其中,高容量性低渗性低钠血症多见于心力衰竭、肝硬化、肾病综合征等患者;低容量性低渗性低钠血症多见于应用利尿剂、失盐性肾病、盐皮质激素缺乏、脑性盐耗综合征(cerebral salt wasting syndrome,CSW)及肾小管性酸中毒等。等容量性低渗性低钠血症最常见的为抗利尿激素分泌不当综合征(syndrome of inappropriate antidiuretic hormone secretion,SIADH)[4];中枢性低钠血症占低钠血症患者的 20%~50%,以肺部感染、肺部恶性肿瘤、颅内感染等疾病较为多见。

肺部感染性疾病,如细菌、病毒引起的肺部感染,可引起发热,并导致机体抗利尿激素不适当分泌,进而引起低钠血症,此类患者往往伴有明显呼吸道症状以及肺部影像学改变,较少有意识状态的改变;肺部恶性肿瘤,尤其是小细胞肺癌,同样会引起抗利尿激素不适当分泌综合征,进而导致低钠血症,严重者可有意识障碍,但伴有体温升高者少见。颅内感染性疾病,如脑炎、脑膜炎,均可引起体温升高,伴有意识状态改变,同时可伴有低钠血症等电解质紊乱。

问题 2:对该患者最可能的诊断是什么?

简述:对该患者的诊断是结核性脑膜炎合并低钠血症。

讨论:颅脑感染性疾病所致低钠血症约占中枢性低钠血症患者的 25%,结核性脑膜炎(tuberculous meningitis,TBM)为颅内感染性疾病的常见类型[5]。

结核性脑膜炎是由结核分枝杆菌经血液循环或直接途径侵入蛛网膜下腔,累及脑神经、脑实质、脑血管和脊髓的疾病,是结核病中最严重的一种,占肺外结核的 5%~15%,多见于青少年儿童或婴幼儿,成人亦可发病。TBM 往往合并低钠血症,国内外不同研究机构报道 TBM 合并低钠血症的发生率为 35%~65%,

在中枢性低钠的患者中,有 12%～15% 为 TBM 所致[6]。

TBM 早期,低钠血症的发生与纳差、呕吐、出汗等相关。病程进展至中晚期,TBM 可通过两个途径导致低钠血症发生[7]:其一,TBM 引起的炎症通过直接或间接途径损害下丘脑-垂体系统,刺激下丘脑视上核、室旁核,从而使抗利尿激素(antidiuretic hormone ADH)分泌增多,从而导致水重吸收增加,尿钠重吸收减少,尿钠排泄增加,血钠浓度下降,引起低钠血症,即 SIADH[8]。其二,TBM 患者交感神经持续处于紧张状态,交感神经持续受刺激可导致血容量下降,肾脏血流量降低,肾素分泌减少,尿钠重吸收减少,尿钠丢失大于水丢失,从而导致低钠血症,即 CSW[9]。该患者病程过程中表现为正常血容量或相对低血容量,血浆渗透压低于 280 mOsm/(kg·H₂O),限水治疗无效,考虑 CSW 可能性大;因持续低血容量状态,可加重神经系统损伤,故早期即应积极纠正血容量不足的状态,血钠升高后再恢复正常补液。

有研究表明,在 TBM 引起的低钠血症中,SIADH 占 52.7%[8],CSWS 占 47.3%[9],二者整体发病率大致相当;但低钠血症严重程度的不同,SIADH 与 CSW 的发病率有明显差异,在轻中度低钠血症的 TBM 患者中,SIADH 占 61.7%,CSWS 占 38.3%;重度低钠血症,SIADH 占比小于 30%,CSWS 占比大于等于 70%。且低血钠严重程度与 TBM 预后有直接相关性[10],在 TBM 患者中,若血钠小于 120 mmol/L,往往提示预后不良,死亡率高;若血钠大于等于 120 mmol/L,总体治疗有效率可达 85%[11]。部分 TBM 合并低钠血症患者早期即可出现神经系统症状,而低钠血症所致脑白质脱髓鞘改变、中枢神经系统感染均可导致淡漠、意识障碍等神经系统症状,临床上鉴别困难;但中枢神经系统感染查体往往可见脑膜刺激征,可作为鉴别依据。该患者发病早期即出现淡漠,后期出现意识障碍、昏迷,并出现脑膜刺激征,没有引起充分警惕,未意识到中枢神经系统感染。

问题 3:对该患者的处理和治疗方案是什么?

简述:该患者确诊结核性脑膜炎后进行了规范抗结核治疗,并在应用抗结核药物充分的基础上初期使用糖皮质激素。

讨论:目前对于 TBM 引起的低钠血症,抗结核治疗是前提,要求强化抗结核治疗至少 3 个月,并巩固治疗 15～21 个月[12],以达到根治结核的目的,该患者常规抗感染治疗效果差,抗结核(异烟肼,早 0.5 g,利福平,早 0.45 g,乙胺丁醇,早 0.75 g,吡嗪酰胺,早 0.75 g,晚 0.5 g)治疗后,体温由 38.5 ℃ 降至 37.3 ℃,血钠由 128 mmol/L 升至 141 mmol/L。抗结核治疗的同时,需要对 TBM 引起的低钠血症进行鉴别诊断,因为 SIADH 引起低钠血症是一种相对性的低钠,CSW 引起低钠血症是一种绝对性的低钠,治疗上两者有根本区别,在补钠的同时,SIADH治疗的关键是限水,而 CSW 治疗的关键是补充血容量;该患者临床表现及化验检查,部分符合 SIADH,部分符合 CSW,即 SIADH 与 CSW 同时存在,鉴别较为困难,该患者限水、静脉补钠治疗均效果差。在结核性脑膜炎治疗过程中,糖皮质激素是常规用药,可以抑制炎症反应,防止脑膜粘连,降低颅内压,减轻中毒症状。对该患者抗结核治疗的同时,给予静脉用糖皮质激素(地塞米松 10 mg,1 次/天)。

随访和转归

患者在补钠、抗结核治疗、静脉用糖皮质激素后,体温、血钠均恢复正常,但意识状态未见明显好转,仍处于昏迷状态。为进一步诊治将患者转到结核病院,因患者高龄、病情重,转入结核病医院后 2 周死亡。

病例小结

• 当顽固性低钠血症遇上意识障碍,要仔细分析低钠血症是否能解释意识障碍,认真分析病史及查体,以寻找是否有中枢神经病变的可能。

• 结核性脑膜炎是常见的颅内感染性疾病,也是中枢性低钠血症的原因之一;临床确诊较难,病原微生物高通量测序可提供帮助。

• 对于结核性脑膜炎所致低钠血症,抗结核治疗是前提,鉴别诊断是关键。

参考文献

[1] MOHAN S, GU S, PARIKH A. Prevalence of hyponatremia and association with mortality: Results from NHANES[J]. American Journal of Medicine,2013,126(12):1127-1137.

[2] WAIKAR S, MOUNT D B, CURHAN G C. Mortality after hospitalization with mild,moderate,and severe hyponatremia[J]. The American Journal of Medicine,2009,122(9):857-865.

[3]KALITA J,SINGH R K,MISRA U K. Cerebral salt wasting is the most common cause of hyponatremia in stroke[J]. Journal of Stroke and Cerebrovascular Diseases,2017,49-51.

[4] FIGAJI A, FIEGGEN A G. The neurosurgical and acute care

management of tuberculous meningitis：Evidence and current practice［J］. Tuberculosis，2010，90（6）：393-400.

［5］WANG S S，MA Y，LIU Y. Research progress on cerebrospinal fluid examinations in early diagnosis of tuberculous meningitis［J］. Chinese Journal of Antituberculosis，2019，41（1）：95-101.

［6］MISRA U K，KALITA J，BHOI S K. A study of hyponatremia in tuberculous meningitis［J］. Journal of the Neurological Sciences，2016，367：152-157.

［7］ANDRONIKOU S，BOERHOUT E，PIENAAR M. Loss of normal positive signal of the pituitary gland on MR in children with tuberculous meningitis and SIADH［J］. Biomedicine & pharmacotherapy 2008，49（2）：53-54.

［8］TRIPATHI A，THAKUR R S，KALITA J. Is Cerebral salt wasting related to sympathetic dysregulation in Tuberculous meningitis? ［J］. Neuroscience Letters，2021（4）：135671.

［9］ROCA B，BAHAMONDE D. Tuberculous meningitis presenting with unusually severe hyponatremia［J］. Mount Sinai Journal of Medicine，2006，73（7）：1029-1030.

［10］LIU G C，LIU L D. Analyze pathogenesis，diagnosis and treatment for tuberculous meningitis and encephalitis combined with hyponatremia［J］. Jilin Medical Journal，2013，34（21）：4202-4203.

［11］THWAITES G，CHAU T，MAI N T. Tuberculous meningitis［J］. Medicine，2013，41（12）：683-685.

作者：黄庆先、王美建；审核：何兰杰；校对：赵翠萍